Thorsten Schmidt

Sport nach Brustkrebs

Thorsten Schmidt

Sport nach Brustkrebs

Sanftes Krafttraining in der Nachsorge von Brustkrebspatientinnen im Vergleich zu einer konventionellen Brustkrebssportgruppe

Südwestdeutscher Verlag für Hochschulschriften

Imprint
Any brand names and product names mentioned in this book are subject to trademark, brand or patent protection and are trademarks or registered trademarks of their respective holders. The use of brand names, product names, common names, trade names, product descriptions etc. even without a particular marking in this work is in no way to be construed to mean that such names may be regarded as unrestricted in respect of trademark and brand protection legislation and could thus be used by anyone.

Publisher:
Südwestdeutscher Verlag für Hochschulschriften
is a trademark of
Dodo Books Indian Ocean Ltd., member of the OmniScriptum S.R.L Publishing group
str. A.Russo 15, of. 61, Chisinau-2068, Republic of Moldova Europe
Printed at: see last page
ISBN: 978-3-8381-2558-9

Zugl. / Approved by: Kiel, Christian-Albrechts-Universität, Diss., 2011

Copyright © Thorsten Schmidt
Copyright © 2011 Dodo Books Indian Ocean Ltd., member of the OmniScriptum S.R.L Publishing group

Danksagung

Ich möchte mich an dieser Stelle bei allen Personen bedanken, die mir bei der der Entstehung und Anfertigung der vorliegenden Arbeit zur Seite gestanden und mich unterstützt haben.

Mein großer Dank gilt den Patientinnen der Brustkrebssportgruppen des Kieler Männer Turn Vereins e.V. von 1844, ohne die diese Studie nicht möglich gewesen wäre.

Dem ärztlichen und pflegerischen Personal des Universitätsklinikums Schleswig-Holstein, Klinik für Gynäkologie und Geburtshilfe, Station 10, bin ich dankbar für die sehr gute Zusammenarbeit bei der Rekrutierung der Patienten.

Des Weiteren möchte ich den Hilfskräften des Instituts für Sport und Sportwissenschaften, Anika Deinert und Lisa Lippes danken, die mir immer verlässlich geholfen haben.

Frau Kristine Quensell gilt großer Dank für die intensive lektorische Arbeit.

Tiefe Dankbarkeit richtet sich an meine wunderbaren Eltern, die mich während meiner Promotionszeit tatkräftig unterstützt und aufgebaut haben und in allen Dingen zu mir standen.

Großer Dank gilt meiner Freundin Katharina Ziesenitz. Für ihre Hilfe und Geduld während des Schreibens bin ich ihr sehr dankbar.

Dr. Freerk Baumann möchte ich für seinen wissenschaftlichen Rat und seine immerwährende Hilfsbereitschaft danken.

Besonderer Dank gilt Prof. Dr. med. Weisser und Prof. Dr. med. Jonat für die Übernahme der Betreuung, die wissenschaftliche Förderung und die gute Beratung.

Inhaltsverzeichnis

Danksagung I
Inhaltsverzeichnis III
Abbildungsverzeichnis VII
Tabellenverzeichnis IX
Abkürzungsverzeichnis XI
1 Einleitung 1
2 Medizinische Grundlagen des Mammakarzinoms 4
   2.1 Anatomie der weiblichen Brust 4
   2.2 Lymphsystem der weiblichen Brust 4
   2.3 Tumoreigenschaften 5
   2.4 Das Mammakarzinom 7
3 Diagnostik des Mammakarzinoms 10
4 Therapie des Mammakarzinoms 12
   4.1 Operative Behandlung des Mammakarzinoms 12
      4.1.1 Die Brusterhaltende Therapie (BET) 12
      4.1.2 Die Mastektomie 13
      4.1.3 Axillare Lymphonodektomie 14
   4.2 Adjuvante / Neoadjuvante Therapie des Mammakarzinoms ... 14
      4.2.1 Strahlentherapie des Mammakarzinoms 15
      4.2.2 Systemische Therapie 15
      4.2.2.1 Chemotherapie 16
      4.2.2.2 Hormontherapie 17
      4.2.2.3 Antikörpertherapie 17
      4.2.2.4 Alternative Therapiemethoden 17
   4.3 Nebenwirkungen der Mammakarzinomtherapie 18
      4.3.1 Nebenwirkungen der operativen und adjuvanten Therapie ... 18
      4.3.2 Lymphödem nach Mammakarzinom 21
5 Bewegung bei Krebserkrankungen 24
   5.1 Geschichte der Bewegungstherapie in der Onkologie 24
   5.2 Bewegungstherapie als Teil der Komplementäronkologie 25
      5.2.1 Bewegungstherapie 26
      5.2.2 Sporttherapie 26

Inhaltsverzeichnis

5.2.3 Physiotherapie 29
5.3 Trainingsmethoden in der Sporttherapie 30
5.3.1 Ausdauertraining 30
5.3.1.1 Allgemeine Begriffsbestimmung 30
5.3.1.2 Ausdauertraining in der Onkologie 31
5.3.2 Krafttraining 32
5.3.2.1 Allgemeine Begriffsbestimmung 32
5.3.2.2 Trainingsprinzipien im Krafttraining 33
5.3.2.3 Belastungsnormative im Krafttraining 35
5.3.2.4 Krafttraining in der Onkologie 35
5.3.2.5 Sanftes Krafttraining 36
5.3.3 Koordinations- und Beweglichkeitstraining 37
5.3.4 Entspannungstherapie 38
5.3.5 Folgeerscheinungen einer Inaktivität 39
5.4 Ziele der Sport- und Bewegungstherapie in der Mammakarzinombehandlung 41
5.4.1 Sport- und Bewegungstherapie in der Primärprävention 42
5.4.2 Sport- und Bewegungstherapie in der Sekundär- und Tertiärprävention 43
5.4.3 Sport- und Bewegungstherapie in der Akutphase 45
5.4.4 Sport- und Bewegungstherapie in der Palliativmedizin 47
5.4.5 Sport- und Bewegungstherapie bei und nach einem Lymphödem 48
5.4.6 Therapieplanung 49
5.4.7 Kontraindikationen 50
5.5 Mechanismen der Sporttherapie 51
5.5.1 Kardiovaskuläre und muskuloskelettare Auswirkungen von Sport 52
5.5.2 Immunologische Effekte von Sport 53
5.5.3 Endokrinologische Effekte von Sport 54
5.5.4 Psychosoziale Auswirkungen von Sport 56
5.6 Dosis-Wirkungs-Zusammenhänge von Sport und Bewegung 57
5.7 Trainingsempfehlungen Mammakarzinompatienten 60
5.8 Auszug aus dem Indikationskatalog der Sporttherapie bei Mammakarzinom 63

6 Rehabilitation ... 65
6.1 Rechtliche Grundlage der Rehabilitation ... 65
6.2 Onkologische Rehabilitation ... 66
6.3 Stationäre und ambulante Rehabilitation in der Onkologie ... 67
6.4 Rehabilitationssport ... 68
6.5 Forschungshypothesen ... 69

7 Methodik ... 71
7.1 Versuchsplanung ... 71
7.2 Probanden ... 71
7.3 Sporttherapeutisches Aufnahmegespräch ... 73
7.4 Testverfahren ... 74
7.4.1 Sporttherapeutische Untersuchung ... 74
7.4.1.1 Ausdauertest ... 74
7.4.1.2 Krafttest ... 77
7.4.2 Erfassung der Lebensqualität ... 80
7.5 Sport- und Bewegungstherapeutische Trainingsprogramme ... 81
7.5.1 Konventionelle Krebssportgruppe ... 82
7.5.2 Sanftes Krafttraining als Bewegungstherapie ... 83
7.5.3 Einsatz- versus Mehrsatz-Training ... 86
7.6 Statistik ... 88

8 Ergebnisse ... 90
8.1 Ausdaueruntersuchung ... 90
8.2 Kraftentwicklung der Interventionsgruppe ... 97
8.3 Psychosoziale und psychische Untersuchung ... 99

9 Diskussion ... 118
9.1 Methodendiskussion ... 118
9.1.1 Probanden ... 118
9.1.2 Testverfahren ... 119
9.1.2.1 Ausdauertest ... 119
9.1.2.2 Krafttest ... 120
9.1.2.3 Psychische und psychosoziale Untersuchung ... 121
9.1.3 Sporttherapeutisches Interventionsprogramm in der Kontrollgruppe. 121

Inhaltsverzeichnis

9.1.4 Sporttherapeutisches Interventionsprogramm in der Interventionsgruppe 122

9.2 Zusammenfassung der Methodendiskussion 123

9.3 Ergebnisdiskussion 123

9.3.1 Entwicklung der Ausdauerleistungsfähigkeit 123

9.3.2 Entwicklung der Kraft in der Interventionsgruppe 124

9.3.3 Psychische und psychosoziale Untersuchung 125

9.3.4 Zusammenfassung der Ergebnisdiskussion 126

10 Resultierende Trainingsempfehlungen für die Rehanachsorge von Brustkrebspatienten 128

11 Zusammenfassung und Ausblick 130

Literaturverzeichnis 133

Anhang 148

Patienteninformationsschreiben 148

EORTC QLQ C30 150

EORTC QLQ BR23 152

Anamnesebogen 154

Protokoll Ergometertest 158

Protokoll H1RM Krafttest 159

Stundenverlaufsplan konventionelle Krebssportgruppe 160

Trainingsplan Interventionsgruppe 163

Abbildungsverzeichnis

Abbildung 1: Mehrdimensionalität der Sporttherapie (Huber / Schüle 2004).... 27

Abbildung 2: Ziele der Sporttherapie............29

Abbildung 3. Der Teufelskreis des Bewegungsmangels in der Onkologie........40

Abbildung 4 Stufenbelastungstest nach WHO-Schema............75

Abbildung 5: Entwicklung der submaximalen Ausdauerleistungsfähigkeit (Mittelwerte) zu T0/T1/T2 der IG............91

Abbildung 6: Entwicklung der submaximalen Ausdauerleistungsfähigkeit (Mittelwerte) zu T0/T1/T2 der KG............92

Abbildung 7: Vergleich der Herzfrequenz bei 100 Watt (Mittelwerte) T0 / T2 IG vs. KG............93

Abbildung 8: Veränderung des subjektiven Anstrengungsempfindens (Mittelwerte) in der IG............94

Abbildung 9 : Veränderung des subjektiven Anstrengungsempfindens (Mittelwerte) in der KG............95

Abbildung 10: Anstrengungsempfinden bei 100 Watt (Mittelwerte) zu T0 / T2 der IG vs. TG............96

Abbildung 11: Kraftsteigerungen in Kilogramm (Mittelwerte) in der IG T0 / T1 / T2............98

Abbildung 12: Vergleich der Lebensqualität (Mittelwerte) zwischen der IG und der KG zu T0 und T2............100

Abbildung 13: Vergleich der Schwierigkeiten bei einer körperlichen Arbeit (Mittelwerte) zwischen der IG und der KG zu T0 und T2............101

Abbildung 14: Vergleich des Rollenverhaltens (Mittelwerte) zwischen der IG und der KG zu T0 und T2............102

Abbildung 15: Vergleich der Emotionalität (Mittelwerte) zwischen der IG und der KG zu T0 und T2............103

Abbildung 16: Vergleich der Kognition (Mittelwerte) zwischen der IG und der KG zu T0 und T2............104

Abbildung 17: Vergleich der sozialen Situation (Mittelwerte) zwischen der IG und der KG zu T0 und T2............105

Abbildungsverzeichnis

Abbildung 18: Vergleich der Fatigue (Mittelwerte) zwischen der IG und der KG zu T0 und T2 106

Abbildung 19: Vergleich der Schlaflosigkeit (Mittelwerte) zwischen der IG und der KG zu T0 und T2 108

Abbildung 20: Vergleich des Körperbildes (Mittelwerte) zwischen der IG und der KG zu T0 und T2 111

Abbildung 21: Vergleich der Zukunftsperspektiven (Mittelwerte) zwischen der IG und der KG 112

Abbildung 22: Vergleich der Nebenwirkungen der systemischen Therapie (Mittelwerte) zwischen der IG und der KG zu T0 und T2 114

Abbildung 23: Vergleich der Brustsymptome zwischen der Interventionsgruppe und Kontrollgruppe 115

Abbildung 24: Vergleich der Armbeschwerden (Mittelwerte) zwischen der IG und KG zu T0 und T2 116

Tabellenverzeichnis

Tabelle 1: Ausgewählte Wirkungen körperlich-sportlicher Aktivität auf physiologische Funktionsbereiche (verändert nach. Banzer/Knoll/Bös 1998)...56

Tabelle 2: Kalorienverbrauch pro 10 Minuten Sport in Abhängigkeit vom Körpergewicht (Graf / Rost 2005)..59

Tabelle 3: Übersicht von Trainingsempfehlungen bei Mamma-Ca.................60

Tabelle 4: Indikationskatalog Sporttherapie, Innere Erkrankungen – Krebserkrankungen (Mammakarzinom) (vgl. Schüle / Schnieders 2004, 307)..64

Tabelle 5: Anamnestische und anthropometrische Daten der Interventions- und Kontrollgruppe zu T0..72

Tabelle 6: Anamnestische und anthropometrische Daten der Interventions- und Kontrollgruppe zu T2..73

Tabelle 7: Deutschsprachige Fassung der Borg-Skala (Borg 1970)...............77

Tabelle 8 zur Berechnung des h1RM (Gießing 2003)..............................78

Tabelle 9: Anzahl der Patientinnen der IG und KG, die zu T0/T1/T2 100 Watt getreten haben..90

Tabelle 10: Entwicklung der submaximalen Ausdauerleistungsfähigkeit zu T0/T1/T2 der IG...91

Tabelle 11: Entwicklung der submaximalen Ausdauerleistungsfähigkeit zu T0/T1/T2 der KT...92

Tabelle 12: Vergleich der Herzfrequenz bei 100 Watt T0 / T2 IG vs. KG.........93

Tabelle 13: Veränderung des subjektiven Anstrengungsempfindens in der IG..94

Tabelle 14 : Veränderung des subjektiven Anstrengungsempfindens in der KG...95

Tabelle 15: Anstrengungsempfinden bei 100 Watt T0 / T2 der IG vs. KG........96

Tabelle 16: Kraftsteigerungen in Kilogramm in der IG T0 / T1 / T2...............97

Tabelle 17: Prozentuale Kraftsteigerungen in der IG T0 / T1 / T2................98

Tabelle 18: Lebensqualität zu den drei Messpunkten der IG und KG.............99

Tabellenverzeichnis

Tabelle 19: Schwierigkeiten bei einer körperlichen Arbeit zu den drei Messpunkten der IG und KG............101

Tabelle 20: Rollenverhalten zu den drei Messpunkten der IG und KG..........102

Tabelle 21: Emotionalität zu den drei Messpunkten der IG und KG............103

Tabelle 22: Kognition zu den drei Messpunkten der IG und KG..................104

Tabelle 23: Soziale Situation zu den drei Messpunkten der IG und KG.........105

Tabelle 24: Fatigue zu den drei Messpunkten der IG und KG.....................106

Tabelle 25: Schmerz zu den drei Messpunkten der IG und KG...................107

Tabelle 26: Dyspnoe zu den drei Messpunkten der IG und KG...................107

Tabelle 27: Schlaflosigkeit zu den drei Messpunkten der IG und KG............108

Tabelle 28: Weitere Score-Ergebnisse zu symptomorientierten Problemen des EORTC QLQ C30 im Vergleich T0 / T1 / T2 der IG.................109

Tabelle 29: Weitere Score-Ergebnisse zu symptomorientierten Problemen des EORTC QLQ C30 im Vergleich T0 / T1 / T2 der KG................110

Tabelle 30: Körperbild zu den drei Messpunkten der IG und KG..................110

Tabelle 31: Zukunftsperspektiven zu den drei Messpunkten der IG und KG...111

Tabelle 32: Sexualleben und „Freude am Sex" zu den drei Messpunkten der IG und KG....................113

Tabelle 33: Nebenwirkungen der systemischen Therapie zu den drei Messpunkten der IG und KG............113

Tabelle 34: Brustsymptome zu den drei Messpunkten der IG und KG..........114

Tabelle 35: Nebenwirkungen der systemischen Therapie zu den drei Messpunkten der IG und KG............115

Tabelle 36: Beunruhigt durch Haarausfall zu den drei Messpunkten der IG und KG....................116

Abkürzungsverzeichnis

ADL	Aktivitäten des täglichen Lebens
AHB	Anschlussheilbehandlung
BET	Brusterhaltende Therapie
bzgl.	bezüglich
bzw.	Beziehungsweise
d.h.	das heißt
DCIS	Ductales Carcinoma in Situ
et.al.	et altera
EORTC	European Organization for Research and Treatment of Cancer
Hrsg.	Herausgeber
H1RM	Hypothetisches one Repetition Maximum
i.d.R.	in der Regel
IG	Interventionsgruppe
KG	Kontrollgruppe
LCIS	Lobuläres Karzinom in Situ
NCCN	National Comprehensive Cancer Network
MET	metabolic equivalent
MRT	Magnetresonanztomographie
RPE	Ratings of perceived exertion
S.	Seite(n)
SGB	Sozialgesetzbuch
TNM	T=Tumor / N=Nodes / M=Metastasen
UKSH	Universitätsklinikum Schleswig-Holstein
WHO	World Health Organization
z.B.	zum Beispiel
1RM	One Repetition Maximum

1 Einleitung

Mit dem Fortschritt in der Medizin wurden weitere Erkenntnisse in der Bekämpfung von Krankheiten erreicht, wodurch die Lebenserwartung in der westlichen Welt seit Mitte des 19. Jahrhunderts kontinuierlich anstieg. Während heute noch mit ca. 48% ein Herz-Kreislaufversagen als Todesursache Nummer eins in Deutschland angegeben wird, geht man davon aus, dass diese in 30 Jahren von Krebs überholt wird. Das durchschnittliche Sterbealter eines Herz - Kreislaufpatienten liegt fünf Jahre über, bei einem Krebspatienten fünf Jahre unter der durchschnittlichen Lebenserwartung (Schüle 2006, Deutsche Krebshilfe 2007/Nr.2).

Das Mammakarzinom ist die häufigste Krebserkrankung bei der Frau. Nach Schätzungen des Robert-Koch-Institutes Berlin werden jährlich mehr als 55.000 Frauen mit der Diagnose Mammakarzinom neu registriert. Trotz der therapeutischen Erfolge überleben die ersten fünf bis zehn Jahre lediglich ca. 50% aller Tumorpatienten, wobei es erhebliche Unterschiede zwischen den einzelnen Tumorarten gibt (Deutsche Krebshilfe 2007/ Nr.2). Weiterhin muss das metastasierte Mammakarzinom als chronische Erkrankung bezeichnet werden, die nur in Einzelfällen heilbar ist (Jonat 2008).

Aus dem Bereich der Herz-Kreislauferkrankungen sind die positiven Wirkungen der Sport- und Bewegungstherapie bekannt, die nun zunehmend in anderen Fachbereichen der Medizin, wie z.B. in allen Phasen der onkologischen Therapie eingesetzt und überprüft werden. Studien belegen, dass eine gezielte Sport- und Bewegungstherapie während der Erkrankung und deren Behandlung möglich ist, keine negativen Auswirkungen hat und dass eine regelmäßige körperliche Aktivität die Inzidenz von Karzinomen reduziert. Hierdurch wird der Sport- und Bewegungstherapie ein wachsender Stellenwert zugeschrieben (Dimeo 2004/a). Die Studien beschreiben durch den Einsatz der Sport- und Bewegungstherapie neben einer besseren Lebensqualität auch Auswirkungen auf der physischen und sozialen Ebene, was auch der ganzheitliche Anspruch des Therapiefeldes vertritt (Schüle 2006).

Einleitung

Die lange Zeit vertretene Auffassung, dass Bewegung bei einer Krebserkrankung nicht sinnvoll ist, sondern sogar negative Auswirkungen auf den Gesundheitszustand haben könnte und erst nach einer vollständigen Remission[1] mit einer rehabilitativen Bewegungstherapie begonnen werden darf, wird von der bisher existierenden Studienlage widerlegt (Dimeo 2004/a).

Ein Großteil an Brustkrebs erkrankter Frauen leidet infolge der operativen Therapie häufig unter akuten oder chronischen Schäden wie Schulter – Arm - Schmerzen oder Lymphödemen. Die Belastungsbehinderung wird von den Betroffenen als lebensqualitätseinschränkender Faktor empfunden.

Die Annahme über die Verbesserung der Lebensqualität durch Erhöhung der Leistungsfähigkeit von brustkrebserkrankten Frauen durch Bewegungstherapie war Ausgangspunkt für die Studie, die im Folgenden vorgestellt wird.

Die Studie möchte an dem Punkt der gesundheitsbezogenen Lebensqualität ansetzen und mit der Evaluation des sanften Krafttrainings in der Mammakarzinom-Rehabilitation einen Beitrag zur Verbesserung bzw. eine Erweiterung der Therapiemöglichkeiten in der Nachsorge der Mammakarzinomtherapie leisten.

Die vorliegende Arbeit ist in zwei Teile unterteilt. Zu Beginn des Theorieteils werden allgemeine Begrifflichkeiten zur Einführung in das Thema definiert und erläutert. Zudem werden die Symptome, die diagnostischen Mittel und die medizinischen Therapieverfahren kurz dargestellt und beschrieben. Es folgt eine Schilderung der aus der Literatur gewonnenen Erkenntnisse über die Beziehung zwischen sportlicher Aktivität und Krebs.

Im zweiten Teil der Arbeit wird ein Vergleich von zwei bewegungstherapeutischen Therapiemethoden für brustkrebserkrankte Patientinnen vorgenommen: ein sanftes Krafttraining als Interventionsgruppe wird einer klassischen gymnastischen Krebssportnachsorge als Kontrollgruppe gegenübergestellt. Eine Begründung für die Wahl des sanften Krafttrainings als Therapiemethode wird in Abschnitt 7.5.2 gegeben. Für diese Untersuchung wurden in Kiel in Kooperation mit dem Universitätsklinikum Schleswig-Holstein, Klinik für Gynäkologie und Geburtshilfe unter der Leitung von Prof. Jonat und

---

[1] medizinisch: das temporäre oder dauerhafte Nachlassen von Krankheitssyptomen

Einleitung

einem Kieler Sportverein vier Brustkrebssportgruppen gegründet. Ziel der Untersuchung war es, mit den gewonnenen Ergebnissen weitere therapeutische Maßnahmen aufzuzeigen, die zur Verbesserung der Therapie und Nachsorge von Brustkrebspatientinnen notwendig sind und möchte einen Beitrag zu einer Optimierung der Brustkrebsbehandlung leisten.

2 Medizinische Grundlagen des Mammakarzinoms

2.1 Anatomie der weiblichen Brust

Die weibliche Brustdrüse (Mamma) gehört zu den sekundären Geschlechtsmerkmalen und unterliegt von der Pubertät an sexualzyklischen hormonell bedingten Veränderungen, die der Vorbereitung auf die Schwangerschaft und der ihr folgenden Milchproduktion dienen. (Bühling 2009). Sie liegt in Höhe der 3.-6. Rippe, besitzt selber keinen Muskel, und besteht bei einer reifen Frau zum größten Teil aus Drüsen, Fett und Bindegewebe. Die Anzahl der Drüsen sind individuell und vom Stadium der Geschlechtsreife abhängig. Zwischen dem Bindegewebe der Mamma, welches der Brust eine gewisse Festigkeit verleiht, und der Fascia pectoralis[2] besteht eine Verbindung durch Ligamente. Trotzdem ist die Mamma gegenüber der Fascia pectoralis verschieblich. Die weibliche Brustdrüse besteht aus 15-20 bindegewebigen getrennten Einzeldrüsen, den „Drüsenlappen". Diese Drüsenlappen werden in einzelne Läppchen unterteilt und bestehen aus den Milchbläschen. Die 15-20 Ausführungsgänge (Ductus lactiferus) der Drüsenlappen führen unabhängig strahlenförmig auf die Mamille zu und bilden kurz vor der Einmündung eine Erweiterung, den Sinus lactiferi, in der sich das Sekret sammeln kann (Lippert 2006, Bühling 2009, Moll 2006).

2.2 Lymphsystem der weiblichen Brust

Das Lymphgefäßsystem bildet neben dem Blutkreislauf ein eigenes Transportsystem und dient dem Transport von Stoffen, die dem Blut entweder nicht beigemischt werden sollen, oder erst durch eine Filterung der Lymphe in den Lymphknoten gesäubert werden sollen (Lippert 2006). Von großer klinischer Relevanz ist der Lymphabfluss der Mamma. Es wird zwischen einem oberflächlichen, kutanem[3] Lymphgefäßnetz in der Brustwarze, im Warzenhof und der Haut und einem tiefen faszialem Lymphgefäßnetz im

---

[2] Die Fascia pectoralis ist eine bindegewebsartige Hülle und überdeckt den M.pectoralis

[3] Kutis: Haut

Drüsenparenchym unterschieden (Schiebler / Korf 2007). Die Lymphe der Brust wird in zwei Richtungen zu den axillären und zu den parasternalen[4] Lymphknoten drainiert. Die Aufnahme von Lymphe der parasternalen Lymphknoten ist sehr gering und beträgt nur 3%, bis maximal 25%. Als Hauptabflussbahn der Lymphe gelten die axillären Bahnen, die zwischen 75% und 97% der Lymphe transportieren (Manestar 2005).

Nach einer Entfernung von Lymphknoten kann eine Überlastung des oberflächlichen kutanen oder tiefen faszialen Systems auftreten. Es entsteht ein Mindervermögen die lymphpflichtige Last, die sich im Verlauf zurückstaut. Abzutransportieren. Das jeweils andere System besitzt bis zu einem gewissen Grad die Möglichkeit das Mindervermögen zu kompensieren. Wird die Möglichkeit der Kompensation überschritten, kommt es zu einer Insuffizienz[5] der Lymphgefäße, und es entsteht ein Lymphödem (Földi / Földi 2005).

2.3 Tumoreigenschaften

Der Begriff Tumor beschreibt eine abnorme Gewebeneubildung, die überschießend, ohne Koordination mit dem normalen Gewebe ist und auch, nachdem der auslösende Faktor nicht mehr vorhanden ist, bestehen bleibt. Ein Tumor kann in verschiedenen Gewebestrukturen, in einer benignen[6] wie auch malignen[7] Form, im menschlichen Körper vorliegen. Benigne Tumore sind in der Regel gut differenziert und kopieren meist genau das Gewebe, aus dem sie hervorgehen. Sie beschränken sich meistens auf den Primärort und sind daher gut zu entfernen und selten lebensbedrohend. Maligne Tumore wachsen meist rasch, zeigen Strukturcharakteristika des Ursprungsgewebe, aber in einer atypischen Ausprägung. Beide Formen können in der Brust entstehen (Grundmann 2008). Die folgende Beschreibung der Tumoreigenschaften

---

[4] parasternal: neben dem Brustbein

[5] Insuffizienz: Unzulänglichkeit, Unfähigkeit

[6] Benignität: Gutartigkeit

[7] Malignität: Bösartigkeit

bezieht sich auf maligne Tumore. Für die Behandlung ist es entscheidend die Tumoreigenschaften, d.h. die Tumorart, den histopathologischen Differenzierungsgrad und die Ausbreitung der Erkrankung zu kennen (Haagedoorn et al. 1996).

Der morphologischen Einteilung der Tumorarten liegt die Gliederung in drei primäre Keimblätter zugrunde. Tumore, die sich aus dem inneren und äußeren Keimblatt bilden, werden als epitheliale Tumore bezeichnet. Maligne epitheliale Tumore werden als Karzinome charakterisiert. Sarkome werden maligne Tumore genannt, die aus dem mittlere Keimblatt, dem Mesodern hervorgehen (Grundmann 2008). Maligne embryonale Tumore sind zum einen Tumore, deren Anlage während der Embryonalperiode erfolgt, zum anderen sind es Tumore, die im Erwachsenenalter auftreten, bei denen die Tumorstammzellen das fetale Differenzierungsprogramm imitieren. Diese Tumore werden als Blastome bezeichnet (Haagedoorn et al. 1996, Grundmann 2008). Maligne Tumorerkrankungen, die von den Vorläuferzellen der Blutzellen ausgehen, werden als myeloische Neoplasie bezeichnet, welche mit einer starken Erhöhung von Tumorzellen im peripheren Blut einhergeht und als Leukämie bezeichnet wird. Eine neoplastische Erkrankung des lymphoretikulären Gewebes wird als malignes Lymphom bezeichnet (Grundmann 2008).

Karzinome, Sarkome und Blastome werden im Vergleich zu Leukämien und malignen Lymphomen, die als Systemerkrankungen bzw. nicht solide Tumore bezeichnet werden, solide Tumore genannt (Haagedoorn et al. 1996).

Der histopathologische Differenzierungsgrad wird als „Grading" bezeichnet, womit die Ähnlichkeit des Gewebes aus dem der Tumor abstammt, bestimmt wird. Zwischen dem Differenzierungs- und Malignitätsgrad besteht eine umgekehrte Proportionalität. Dies bedeutet, je höher der Differenzierungsgrad ist, desto niedriger ist die Wachstumsintensität und damit die Malignität (Haagedoorn et. al. 1996, Grundmann 2008).

Die TNM-Klassifikation gibt Auskunft über das Tumorstadium „T", d.h. die Größe des Tumors, den Befall der Lymphknoten, der als Nodalstatus „N" bezeichnet wird und das Vorhandensein von Fernmetastasen „M" (Jonat / Crohns / Maass 2009). Diese Stadieneinteilung des Tumors wird als Staging bezeichnet und ist je nach Tumorart verschieden (Grundmann 2008). Die

Ausdehnung eines Tumors durchläuft verschiedene Phasen. Gewebeveränderungen, bei denen die geordnete Gewebestruktur zu Grunde geht und die Entstehung eines Krebses begünstigt wird, sind Vorstufen (Präkanzerosen) und werden als Dysplasie bzw. atypische Proliferation bezeichnet. Das neue Gewebe wird als Geschwulst oder Neoplasie definiert und kann gut- aber auch bösartig sein. Zu den Präkanzerosen zählt die atypisch proliferierende Mastopathie, bei der die Epithelzellen im Drüsengewebe untypisch wachsen und das nicht invasive Karzinom, das sogenannte Carzinoma in situ, bei dem die Basalmembran nicht durchbrochen wird (Eiermann / Böttger 2001). Sobald die Basalmembran von einwandernden Epithelzellen durchbrochen wird, spricht man von einem invasiv wachsenden Karzinom. In vielen Fällen entwickelt sich das Mammakarzinom ohne solche Vorstufen. (Haagedoorn et al. 1996, Grundmann 2000, Eiermann / Böttger 2001).

2.4 Das Mammakarzinom

Das Mammakarzinom ist in Nordamerika und Europa der häufigste maligne Tumor der Frau und deren häufigste Krebstodesursache (Grundmann 2008). In Deutschland liegt das Erkrankungsrisiko für Frauen bei 9-10%. Das Risiko für eine Frau an einem Mammakarzinom zu erkranken steigt ab dem 45. Lebensjahr an, wobei das mittlere Erkrankungsalter 63 Jahre beträgt (Jonat / Crohns / Maass 2009).

Das Mammakarziom ist eine Erkrankung mit einer Gruppe von Malignomen mit unterschiedlicher Morphologie[8], unterschiedlicher Aggressivität und variierendem Ausbreitungsmuster und ist damit keine einheitliche Erkrankung (Albert / Schreer 2008). Die Heterogenität der Erkrankung erschwert eine Aussage über eine alleinverantwortliche Ursache der Tumorentstehung. Das individuelle Risikoprofil wird sowohl durch exogen beeinflussbare Faktoren, zu denen die veränderte Ernährung und Lebensgewohnheiten der modernen industriellen Gesellschaft zählen, als auch durch endogene, nicht

---

[8] Morphologie: Gestalt, Form

beeinflussbare Faktoren, wie ein hohes Lebensalter, eine frühe Menarche[9], eine späte Menopause[10] und eine genetische Prädisposition bestimmt. Ein Grund für ein erhöhtes Erkrankungsrisiko bei einer frühen Menarche und späten Menopause liegt in der längeren Produktionszeit des Geschlechtshormons Östrogen in den Eierstöcken, welches bei der Entstehung eines Mammakarzinoms mitzuwirken scheint (Eiermann / Böttger 2001). Allerdings lassen sich nur 30% der Frauen einer oder mehreren Risikogruppen zuordnen. Inzwischen wird davon ausgegangen, dass 30% der Krebsarten in entwickelten Ländern durch ernährungsbedingte Faktoren ausgelöst werden und nur in 5% der Fälle eine genetische Prädisposition vorliegt. (Grundmann 2008, Albert / Schreer 2008, Gerber 2008). Ein Zutreffen einer oder mehrerer Faktoren bedeutet nicht, dass eine Frau an einem Mammakarzinom erkranken wird, sie wird aber zur sogenannten Hochrisikogruppe gezählt und sollte ihre Brust in kürzeren Zeitabständen untersuchen lassen (Deutsche Krebshilfe 2007/Nr. 2, Eiermann / Böttger 2001).

Die meisten Tumore der Brust befinden sich mit ca. 55% in dem äußeren oberen Quadranten, da das Brustdrüsengewebe hier das größte Drüsenvolumen besitzt. Mit ungefähr 15-10% folgt der innere obere und äußere untere Quadrant sowie der Mamillenbereich (Jonat / Crohns / Maass 2009).

Eine Krebsvorstufe ist das Carcinoma in situ, bei dem man zwischen dem ductalen Carcinoma in situ (DCIS) und dem lobulären Carcinoma in situ (LCIS) unterscheidet. Bei dem DCIS wächst der Tumor ausschließlich innerhalb des Milchganges und gilt als noch nicht metastasierungsfähige Vorstufe invasiver Karzinome. Das LCIS wächst innerhalb der Drüsenläppchen und ist weder klinisch, noch makroskopisch, mammographisch oder pathologisch-anatomisch entdeckbar. Die Diagnose ist daher fast immer zufällig und ein Ergebnis anderer Biopsien. Frauen, die an einem LCIS erkrankt sind, haben ein gegenüber der Normalpopulation 10fach erhöhtes Risiko an einem invasiven

---

[9] Menarche: Zeitpunkt der ersten Regelblutung

[10] Menopause: Zeitpunkt der letzten Regelblutung

Mammakarzinom zu erkranken. Das LCIS wird daher nicht wie das DCIS als Präkanzerose verstanden, sondern als ein Risikofaktor für eine nachfolgende Brustkrebsentwicklung (Pfisterer 2008, Eiermann / Böttger 2001, Fulford et al 2004). Ein invasives Karzinom kann aus einem in situ Karzinom entstehen oder kombiniert mit ihnen vorkommen. Die häufigsten Formen sind das invasiv duktale mit 75% und das lobulär invasive Mammakarzinom mit 10-15% (Grundmann 2008).

3 Diagnostik des Mammakarzinoms

In der Früherkennung durch Vorsorgeuntersuchungen haben die Selbstuntersuchung und die ärztliche Untersuchung einen großen Stellenwert. Eine regelmäßige Selbstuntersuchung der Frau ist hilfreich, da so die Betroffene auf die Problematik aufmerksam wird und ca. 75-80% aller Tumore primär von der Frau selbst ertastet werden (Eiermann / Böcker 2001, Bühling / Friedmann 2004, Winzer 2005). Ab dem 30. Lebensjahr sollte die palpatorische[11] und inspektorische Beurteilung der Brust und der regionalen Lymphknotenabschlussgebiete regelmäßig vorgenommen werden und teil der Früherkennungsuntersuchung sein (Jonat / Crohns / Maass 2009). Als bildgebende Verfahren stehen die Mammographie, welche eine spezielle röntgenologische Untersuchung ist, die Mammasonographie, eine Ultraschalluntersuchung der Brust, das Skelettsintigramm, mit der Tumoransiedlungen in den Knochen dargestellt werden können und die Kernspintographie, auch Magnetresonanztomographie, kurz MRT genannt, zur Verfügung (Winzer 2005, Deutsche Krebshilfe 2007/Nr.2, Brenin 2004). Die Mammographie ist derzeit die einzige als wirksam anerkannte Methode in der Brustkrebsfrüherkennung. Als Zusatzuntersuchung zur Abklärung von Tastbefunden, unklaren mammographischen Verdichtungen wird die Sonographie angewendet, die aber als alleinige Methode zur Früherkennung, wie auch das MRT, nicht geeignet ist. Das MRT wird seltener bzw. nur unter spezieller Indikationsstellung in der Diagnostik angewendet (Jonat / Crohns / Maass 2009).

Die oben beschriebenen Methoden der Früherkennung entsprechen den S3-Leitlinen und sind momentan die aussichtsreichste Möglichkeit durch Diagnose und Behandlung, die Brustkrebssterblichkeit zu senken und die gesundheits- und krankheitsbezogene Lebensqualität von Frauen zu verbessern. S3 steht für Stufe 3 Leitlinien, welches ein methodisches Konzept in der Behandlung eines Mammakarzinoms ist. Die Leitlinien sollen den behandelnden Ärzten und Patienten bei der Entscheidung über die weitere Behandlung helfen. Die

---

[11] Als Palpation wird in der Medizin das Abtasten der Körperoberfläche bzw. Öffnungen bezeichnet

Diagnostik des Mammakarzinoms

Prävention, Früherkennung, Diagnose, Therapie, Rehabilitation und Nachsorge von Brustkrebs erfordern eine komplexe Betreuung und eine multidisziplinäre multiprofessionelle Zusammenarbeit der entsprechenden Berufsgruppen (Heilmann / Kreienberg 2006, Albert / Schulz 2006).

4 Therapie des Mammakarzinoms

Die Therapie des nicht metastasierten Mammakarzinoms beinhaltet die chirurgische Therapie und die adjuvante Therapie[12], die aus Strahlentherapie und systemischer Therapie mit Chemotherapie und Hormontherapie besteht (Sehouli 2009).

4.1 Operative Behandlung des Mammakarzinoms

Das operative Vorgehen hat sich in den vergangenen 25-30 Jahren stark verändert. Das operative Vorgehen wird vom Ausmaß der histopathologischen Befunde und dem persönlichen Wunsch der Patientin bestimmt. Ziel ist eine vollständige Tumorentfernung und der Ausschluss der Tumorausbreitung in die axillären Lymphknoten. Als Operationsverfahren stehen die brusterhaltende Therapie sowie die modifizierte radikale Mastektomie zur Verfügung (Kreienberg 2006).

4.1.1 Die Brusterhaltende Therapie (BET)

Bei einem günstigen Verhältnis der Tumorgröße zum Volumen der Brust sowie keiner Infiltration des Tumors in Haut und Muskulatur, wird die BET durchgeführt. Des Weiteren ist durch verschiedene Studien erwiesen, dass kein Unterschied in der Überlebensrate zwischen der brusterhaltenden und ablativen Therapie besteht (Schollmeyer 2008). Die postoperative Bestrahlung der betroffenen Brust senkt signifikant die Lokalrezidivrate nach einer kompletten Exzision und sollte daher integraler Bestandteil des brusterhaltenden Vorgehens sein (Fischer et al. 1995). Bei der BET wird der Tumor mitsamt der Haut, der axillären Lymphknoten und einem Sicherheitsraum von tumorfreiem Gewebe entfernt. Im Anschluss erfolgt eine adjuvante Bestrahlung der betroffenen Brust. Die Gesamtüberlebensrate nach einer Mastektomie und BET in Kombination mit einer Lymphonodektomie und postoperativer Bestrahlung

---

[12] Als adjuvante Therapie bezeichnet man in der Medizin ergänzende oder unterstützende Therapiemaßnahmen mittels eines medikamentösen Therapie

sind identisch. Allerdings ist bei verbleibendem Brustdrüsengewebe nach einer BET das Risiko für die Entstehung eines Lokalrezidivs[13] auf das 3- bis 4-fache im Vergleich zur Mastektomie erhöht (Bühling / Friedmann 2009, Schollmeyer 2008).

4.1.2 Die Mastektomie

Eine Mastektomie wird angeraten, wenn ein brusterhaltendes Vorgehen nicht möglich ist. Bei der Mastektomie wird zwischen der radikalen klassischen und der modifizierten klassischen Mastektomie unterschieden.

Bei der radikalen klassischen Mastektomie wird die gesamte Brust einschließlich der beiden Brustmuskeln Musculus pectoralis major und minor, die ipsilateralen Lymphknoten und das axilläre Fettgewebe entfernt, was zu einer verminderten Stabilität des Brustkorbes und Bewegungseinschränkungen des betroffenen Armes führt.

Die modifizierte radikale Mastektomie beinhaltet die Entfernung des gesamten Brustdrüsengewebes einschließlich der Mamille und der Faszie des M. pectoralis major sowie die axillären Lymphknoten. Der kleine und große Brustmuskel werden nur noch entfernt, wenn sie vom Tumor befallen sind (Eiermann / Böttger 2001, Schollmeyer 2008).

Eine Brustrekonstruktion stellt eine wichtige Option für Frauen dar, die eine Mastektomie hatten, da sie sich als ein wichtiger Bestandteil in der psychologischen Rehabilitation zeigt. Eine Rekonstruktion ist während der Erstoperation, aber auch nach Beendigung der Bestrahlung und Chemotherapie durchführbar (Schollmeyer 2008, Sehouli, 2009).

---

[13] Ein Rezidiv ist das Wiederauftreten einer Krankheit

4.1.3 Axilläre Lymphonodektomie

Die Lymphonodektomie[14] ist ein Bestandteil der BET und der ablativen Therapie, mit der festgestellt werden soll, ob die zum Tumor nächstliegenden Lymphknoten noch tumorfrei sind oder bereits Tumorabsiedlungen stattgefunden haben. Sie wird neben der Tumorkontrolle auch aufgrund der diagnostischen und prognostischen Aussagekraft verwendet (Sehouli 2009). Die axilläre Lymphonodektomie ist zum Teil mit einer hohen Morbidität[15] für ein Lymphödem und Bewegungseinschränkungen im Schultergelenk der erkrankten Seite verbunden (Jonat / Crohns / Maass 2009). Bei der Sentinel-Lymphonodektomie wird nur der erste oder die ersten Lymphknoten im Lymphabfluss eines Mammakarzinoms mit der höchsten Wahrscheinlichkeit für einen metastasierten Befall entfernt. Der entfernte Lymphknoten wird als Sentinel oder als Wächterlymphknoten bezeichnet und feingeweblich untersucht. Nur bei einem Befall des Wächterlymphknotens werden weitere Lymphknoten entfernt (Staradub 2004). Mit dieser Methode kann Frauen, die keinen Lymphbefall haben, die chirurgische Entfernung aller Lymphknoten mit den oben genannten möglichen Folgeproblemen erspart bleiben (Eiermann / Böttger 2001, Schollmeyer 2008).

4.2 Adjuvante / Neoadjuvante Therapie des Mammakarzinoms

Im Anschluss an die operative Therapie folgt die adjuvante Therapie mit Strahlen-, Chemo- und Hormontherapie in Abhängigkeit vom Ergebnis des Lymphknotenbefalls und der Tumoreigenschaften. Eine Verordnung der Therapien vor der Operation wird als neoadjuvant bezeichnet, mit dem Ziel eine bessere Ausgangslage für die Operation zu erreichen. Die Abstimmung der Therapiebausteine erfolgt für einen maximalen Therapieerfolg bei möglichst geringen Nebenwirkungen (Sehouli 2009, Niehoff 2008).

---

[14] Lymphonodektomie: operative Entfernung des Lymphknotens

[15] Morbidität: Krankheitshäufigkeit bezogen auf eine bestimmte Bevölkerungsgruppe

Für die vorliegende Studie wurden ausschließlich Patienten mit einer adjuvanten Chemotherapie randomisiert.

4.2.1 Strahlentherapie des Mammakarzinoms

Die Strahlentherapie gehört neben der Operation zur Standardbehandlung bei Brustkrebs und ist bei einem brusterhaltendem Vorgehen obligat (Jonat / Crohns/ Maass 2009, Niehoff 2008). Das Ziel einer strahlentherapeutischen Behandlung ist eine Zerstörung von Tumorzellen bei einer geringen Schädigung des umgebenden Normalgewebes (Deutsche Krebshilfe 2007/Nr.2). Die ionisierenden Strahlen greifen den Kern der Tumorzellen an und zerstören ihn bzw. das Erbgut, womit sie aufgrund des fehlenden Reparaturmechanismus am weiteren Wachstum gehindert werden und somit zu ihrem Absterben führt. Das selektive Absterben ausschließlich von Tumorzellen wird durch die unterschiedliche Empfindlichkeit von Tumorgewebe und umgebendem Normalgewebe auf ionisierende Strahlen ermöglicht (Niehoff 2008). Im Gegensatz zur systemischen Therapie, bei der sich das Medikament im ganzen Körper verteilt, ist die strahlentherapeutische Behandlung örtlich begrenzt wirksam (Strauss 2008).

4.2.2 Systemische Therapie

Bei der systemischen Therapie stehen in erster Linie die Chemotherapie und die Hormontherapie zur Verfügung, bei denen die Medikamente sich im ganzen Körper verteilen und systemisch wirken (Sehouli 2009).

Bei der postoperativen adjuvanten medikamentösen Therapie wird davon ausgegangen, dass die Patientinnen tumorfrei sind, was bedeutet, dass kein sichtbarer oder durch irgendeine Art und Weise diagnostizierbarer Tumorrest nachgewiesen werden kann. Es muss aber davon ausgegangen werden, dass zum Zeitpunkt der Diagnose und der primären Operation lokale Lymphknotenmetastasen als auch Fernmetastasen okkult vorhanden sein können (Strauss 2008).

Im Gegensatz zu den örtlich begrenzten operativen und radiologischen Maßnahmen versucht die adjuvante medikamentöse Therapie die eventuell okkulten Streuherde bzw. Mikrometastasen zu erreichen (Maass et al. 2006).

4.2.2.1 Chemotherapie

Die Chemotherapie ist integraler Bestandteil der Therapie des Mammakarzinoms und besteht aus einer medikamentösen Behandlung mit verschiedenen chemischen Substanzen, den sog. Zytostatika[16]. Diese wirken zytotoxisch auf Zellen ein, die sich schnell teilen und verhindern damit das weitere Wachstum. Zu diesen Zellen gehören Tumorzellen, aber auch einige gesunde Zellen, die im Verdauungstrakt, den Eierstöcken und in den Haarwurzeln vorhanden sind. Durch die höhere Teilungsrate der Tumorzellen werden diese primär geschädigt und so im Körper noch eventuell vorhandene maligne Zellen gezielt im Wachstum gehemmt. (Deutsche Krebshilfe 2007 Nr.2, Eiermann / Böttger 2001).

In Abhängigkeit vom Stadium der Erkrankung wird zwischen der primären Chemotherapie, auch neoadjuvante Chemotherapie genannt, der adjuvanten Therapie und der Chemotherapie bei fortgeschrittenem metastasiertem Mammakarzinom unterschieden.

Die primäre Chemotherapie erfolgt vor der Operation und der Strahlentherapie mit dem Ziel den Anteil der Patientinnen zu erhöhen, die brusterhaltend behandelt werden können, sowie ein rezidivfreies Überleben zu erreichen. Die adjuvante Chemotherapie wird nach der Operation zur Verbesserung der Rezidivfreiheit und des Gesamtüberlebens verabreicht.

Beide Therapien verfolgen damit ein kuratives Ziel. Das Ziel einer Chemotherapie bei einem metastasierten Mammakarzinom, bei dem in der Regel eine Heilung nicht mehr möglich ist, liegt in der Verbesserung der Lebensqualität durch eine Linderung oder auch Ausschaltung der Krankheitssymptome (Schem 2008).

Die Chemotherapie erfolgt in der Regel als Intervallbehandlung, in der auf eine Behandlungsphase jeweils eine Behandlungspause folgt. Diese Abfolge wird als Zyklus bezeichnet. Die Behandlungspause dient der Regeneration der gesunden Körperzellen, zu denen primär die Zellen des Knochenmarks, der Haarwurzeln und der Schleimhaut im Mund und im Magen-Darm-Trakt zählen.

---

[16] Zytostatika sind natürliche oder synthetische Substanzen, die das Zellwachstum und die Zellteilung hemmen

Die durch Zytostatika geschädigten benignen Zellen sind im Gegensatz zu malignen Zellen in der Lage, Schädigungen ihrer Erbsubstanz zu erkennen und in gewissem Maße zu reparieren oder bei einer großen Schädigung gezielt abzusterben (Deutsche Krebshilfe 2007/Nr.2).

4.2.2.2 Hormontherapie

Die Hormontherapie ist ein Bestandteil in der Therapie von hormonrezeptor-positiven Mammakarzinomen. Solche Tumore wachsen unter dem Einfluss von körpereigenen Hormonen, wie z.B. Östrogen (Maass et al. 2006). Durch die Veränderung des Hormonhaushaltes der Patientin kann die Entstehung von Metastasen verhindert werden. Patientinnen mit einem Hormon-positiven Tumor erhalten nach der operativen Therapie eine Hormonbehandlung, um die Hormonexpression von Östrogen und Gestagen in den Eierstöcken zu unterbinden. Eine medikamentöse Therapie mit Hormonen hat den Vorteil, dass die Eierstöcke nicht mehr operativ entfernt werden müssen, um die Hormonproduktion zu unterbinden (Eiermann/Böttger 2001).

4.2.2.3 Antikörpertherapie

Die Antikörpertherapie ist ein neuer Ansatz in der Krebstherapie, mit der Patientinnen behandelt werden, deren Tumor eine Überexpression des Her2/neu-Onkoproteins aufweisen. Bei 30% aller neu erkrankten Frauen mit Brustkrebs und Lymphknotenbefall ist eine Überexpression des Her2/neu Onkogen nachweisbar, die mit einer schlechteren Prognose, der Tumorgröße und einem positiven Nodalstatus[17] korreliert (Bauerschlag 2008, Lebeau 2007). Da Her2/neu als Wachstumsfaktor für den Tumor wirkt, soll dieser durch die Gabe von Antikörpern ausgeschaltet werden (Eiermann / Böttger 2001).

4.2.2.4 Alternative Therapiemethoden

Neben den aufgeführten Therapiemethoden existieren noch alternative Behandlungsarten in Form von pflanzlichen Medikamenten, Naturheilverfahren

---

[17] Nodalstatus: Lymphknotenstatus

und Homöopathie[18], die aber in der Medizin noch nicht wissenschaftlich belegt sind und auf die im folgenden Text nicht weiter eingegangen wird (Sauer 2007).

4.3 Nebenwirkungen der Mammakarzinomtherapie

Die weibliche Brust, hat nicht nur eine biologische Funktion, sondern repräsentiert in unserer Kultur das Frausein und gilt als sichtbares Symbol für Weiblichkeit und Sexualität. Sie wird mit Fruchtbarkeit, Mütterlichkeit und Geborgenheit verbunden und trägt entscheidend zur weiblichen Identität und zum Selbstwertgefühl bei (Olbrecht 1993). Die Diagnose eines Mammakarzinoms wird daher nicht nur als eine ernsthafte Erkrankung angesehen, sondern durch die Vorstellung eine oder beide Brüste zu verlieren, als eine Bedrohung der eigenen Identität empfunden (Heckl / Weis 2006).

In der Nachsorge stellen die Wiederherstellung und der Erhalt der Gesundheit den Kern der ärztlichen und therapeutischen Tätigkeit. Hierbei spielen langfristige Therapiefolgestörungen, die noch Monate und Jahre nach Abklingen der akuten Nebenwirkungen auftreten, eine wesentliche Rolle und geben trotz der guten Behandlungsergebnisse einen Anlass, die Problematik der Nebenwirkungen einer Krebstherapie nicht zu bagatellisieren (Albert et al. 2002). Das Ausmaß der zu erwartenden Nebenwirkungen der Therapie sollte vom Arzt vor Einleitung der Primärtherapie bedacht werden, um den Erfolg der Therapie zu gewährleisten und um mögliche Einbußen an Lebensqualität zu verhindern. Während die Kurzzeitnebenwirkungen eher in der Primärtherapie auftreten und erfolgreich behandelt werden können, müssen die mittel- und langfristig auftretenden Nebenwirkungen in der Rehabilitationsphase behandelt werden.

4.3.1 Nebenwirkungen der operativen und adjuvanten Therapie

Nebenwirkungen der Primärtherapie können durch den operativen Eingriff, die Chemo- und/ oder Strahlentherapie auftreten und sind bei jeder Frau

---

[18] Grundsatz der Homöopathie ist das Ähnlichkeitsprinzip: "Ähnliches werde durch Ähnliches geheilt"

unterschiedlich und werden verschieden stark empfunden (Heckl / Weiss 2006). Eine Nebenwirkung der Strahlentherapie kann eine Erytembildung der Haut und eine leichte Ödembildung der Brust sein, die aber innerhalb von Tagen bis Wochen nach Beendigung der Therapie abklingen. Schwerere Nebenwirkungen treten aufgrund der modernen Bestrahlungstechniken heutzutage seltener auf (Niehoff 2008). Trotz sorgfältiger Dosierung haben chemotherapeutische Medikamente einen negativen Einfluss auf gesunde Körperzellen. Da die Zytostatika der Chemotherapie hauptsächlich schnell teilende Zellen angreifen, sind in erster Linie das blutbildende Knochenmark, die Schleimhäute und die Haarwurzeln betroffen. Nebenwirkungen können sich in einer verminderten Blutbildung, Haarausfall, Übelkeit, Erbrechen und Appetitlosigkeit äußern, nehmen aber mit der Beendigung der Therapie ab. Der Haarausfall, welcher medizinisch eine unkomplizierte Nebenwirkung ist, da sich in den meisten Fällen nach Beendigung der Therapie der Haarwuchs wieder einstellt, stellt für viele Patientinnen jedoch ein großes psychisches Problem dar (Deutsche Krebshilfe 2007/Nr.2). Durch die Beeinträchtigung in der Nachbildung gesunder Blutzellen und die damit verbundene Immunsuppression[19] kommt es zu einer erhöhten Gefahr für Infektionen und Anämien[20] (Eiermann / Böttger 2001). Weitere typische Nebenwirkungen in der Krebstherapie können eine Beeinträchtigung des Herzkreislaufsystems durch eine Herzinsuffizienz[21], Kardiomyopathie[22] oder durch Herzrhythmusstörungen sein, wodurch es zu einer verminderten allgemeinen körperlichen Leistungsfähigkeit kommen kann (Pönisch / Niederwieser 2006).

Besondere Aufmerksamkeit bei einer Krebserkrankung sollte der außergewöhnlichen körperlichen, psychischen und geistigen Erschöpfung

---

[19] Immunsuppression ist die künstliche Unterdrückung von Immunreaktionen

[20] Als Anämie bezeichnet man eine Verminderung der Zahl der Erytrozyten (rote Blutkörperchen)

[21] Herzinsuffizienz ist das Unvermögen des Herzens, die vom Körper benötigte Blutmenge zu fördern

[22] Als Kardiomyopathien werden Erkrankungen des Herzmuskels bezeichnet

(Fatigue) gelten (Weis 2008). Diese wird mit einer Häufigkeit von 25 bis 75% angegeben und zeigt eine Zunahme bei den erhaltenden Chemotherapien und kann auch unter einer Strahlentherapie auftreten. Das National Comprehensive Cancer Network (NCCN) hat die malignomassoziierte Fatigue als ein ungewöhnliches, persistierendes Gefühl der Müdigkeit, das mit einer Krebserkrankung bzw. mit deren Therapie verbunden ist und die gewöhnliche Alltagsfunktionalität wesentlich beeinträchtigt, definiert (Rody 2007).

Aufgrund des multikausalen Geschehens können die Ursachen von Fatigue nicht alleine auf einen Faktor reduziert werden. Ein Grund für die Fatigue kann der Tumor selbst sein, der durch metabolische[23] und zirkulatorische Störungen eine reduzierte Sauerstoffaufnahme bewirkt, sie kann aber auch durch die Tumortherapie verursacht werden (Weis 2008). Hinsichtlich des Einflusses der tumorspezifischen Behandlung belegen eine Reihe von Studien, dass sowohl Bestrahlung als auch Chemotherapie Fatigue – Probleme hervorrufen können (Morrow et al. 2002). Eine Kombination aus Chemo- und Bestrahlungstherapie führt zu größerer Fatigue als eine dieser Behandlungsformen alleine (Neitzert 1998). Zusätzliche Ursachen können eine Infektion, schwere Anämie, Herzinsuffizienz oder endokrine Störungen sein. Auch psychologische Faktoren wie emotionale Belastung, Angst, Motivationsverlust, Krankheitsverarbeitung und Hoffnungslosigkeit, die häufig bei chronischen Erkrankungen zu finden sind, werden als Ursachen für Fatigue angesehen (Deutsche Krebshilfe 2003/Nr.51).

In verschiedenen Studien konnte nachgewiesen werden, dass neben einer medikamentösen Therapie ein körperliches Training einen positiven Effekt auf die Fatigue hat (Schwarz et al. 2001). Die Behandlung der Fatigue – Problematik konzentriert sich daher auf drei Ebenen, nämlich der Behandlung der zugrundeliegenden Störung, wie einer Anämie oder endokrinologischen Unterfunktion, der symptomatischen Behandlung durch Psychostimulantien und der supportiven Therapie durch körperliches Training sowie alltagsnahe

---

[23] Metabolismus: Stoffwechsel

Verhaltensempfehlungen zur Aktivierung und Einteilung der eigenen Ressourcen (Weis 2008).

Ein weiteres Folgeproblem der Erkrankung oder der Therapie können psychosoziale Belastungen sein, die teilweise von den Betroffenen als noch schwerer empfunden werden als die körperlichen Probleme (Heckl / Weis 2006). Viele Frauen reagieren auf die operative Therapie an einem psychosexuellen Identifikationsorgan mit einer vermehrten postoperativen depressiven Stimmung, mit Angst und einem geringen Selbstwertgefühl. Hiervon sind jüngere Frauen, für die die Attraktivität und Reproduktionsfähigkeit einen wichtigen Stellenwert in ihrem Leben darstellt, stärker betroffen (Jacobsen / Roth / Holland 1998).

Die beschriebenen Nebenwirkungen, die während der akuten Therapiephase entstehen, können durch Medikamente und zusätzliche Behandlungsmaßnahmen teilweise behoben werden und klingen meistens nach Beendigung der Therapien ab (Eiermann / Böttger 2001). Für eine Verbesserung der Lebensqualität und eine Verringerung der durch die Diagnose und Therapie entstandenen psychosozialen Belastungen ist häufig eine umfangreiche psychoonkologische Beratung erforderlich (Heckl / Weis 2006).

4.3.2 Lymphödem nach Mammakarzinom

Durch die Entfernung der axillären Lymphknoten, die ein Bestandteil der brusterhaltenden und ablativen Therapie[24] ist, können im weiteren Verlauf Arm- und Brustlymphödeme entstehen. Diese Folgeerscheinungen sind trotz schonenderer Operationsmethoden nicht in der Häufigkeit, aber im Schweregrad zurückgegangen (Földi 2006, Bühling / Friedmann 2004). Eine Unterbrechung der Lymphbahn im Gewebe führt zu einer Behinderung der lymphatischen Drainagefunktion und aufgrund der wasserbindenden Eigenschaft der Proteine zu einer örtlichen Schwellung. Die Flüssigkeitsansammlung im Zwischenzellraum ist sicht- und tastbar und wird

---

[24] hier: Entfernung der weiblichen Brustdrüse mit der Brustwarze

durch mechanische Insuffizienz des Lymphgefäßsystems hervorgerufen und als Lymphödem bezeichnet (Hick 2000).

Beim Lymphödem wird zwischen einem primären und sekundärem Lymphödem unterschieden. Die Ursachen eines primären Lymphödems sind angeboren und können sich in einer Fehlanlage der Lymphgefäße, der Lymphkollektoren oder des Fehlens von Lymphbahnen äußern. Es sind vielfach nicht ausreichend Transportgefäße angelegt worden, oder die Lymphbahnen sind stark erweitert, so dass der Weitertransport in den Lymphgefäßen nicht richtig erfolgen kann. Ein sekundäres Lymphödem kann durch einen chirurgischen Eingriff nach einer Verletzung oder einer malignen Erkrankung, durch Hautentzündungen oder durch Pilzerkrankungen entstehen. Des Weiteren kann es in Verbindung mit chronischen Abflussstörungen des Venensystems auftreten. Lymphödeme werden durch Übergewicht und Bewegungsmangel begünstigt (Földi / Földi 2005).

Ein Lymphödem nach einer Mammakarzinomtherapie wird daher zu den sekundären Lymphödemen gezählt (Strössenreuther 2005) und entsteht hauptsächlich als Nebenwirkung der Operation infolge einer Unterbrechung der Lymphbahn bzw. als Nebenwirkung der Strahlentherapie (Deutsche Krebshilfe 2007/Nr. 2). Basierend auf dem Schweregrad wird das Lymphödem in verschiedene Stadien von I-III eingeteilt. Ein Lymphödem in Stadium I ist spontan reversibel, von weicher Konsistenz und geht durch Schonung und Hochlagerung zurück. In Stadium II kommt es zu irreversiblen Schädigungen durch sekundäre Gewebeveränderungen. Stadium III ist nur selten nach einer Mammakarzinomtherapie zu sehen und durch eine starke Schwellung mit Verhärtung und einer Veränderung der Haut gekennzeichnet (Bicego 2006).

Trotz einer Unterbrechung der Lymphbahn kann sich ein Ödem aufgrund der regenerativen Fähigkeiten des Körpers in einem gewissen Maße zurückbilden. Wie groß diese Fähigkeit ist, hängt von dem Ausmaß der Axilladissektion, der Regenerationsfähigkeit nach der Behandlung und den anatomischen Verhältnissen des Lymphgefäßsystems ab und ist deshalb individuell verschieden. (Földi / Földi 2003).

Je früher ein Lymphödem therapiert wird, desto besser sind die Behandlungsaussichten. Standard der Ödemtherapie ist die komplexe physikalische Entstauungstherapie (KPE) mit manueller Lymphdrainage, Kompressionsbandagierung und Physiotherapie, um die bestmöglichen Funktionen der Muskeln und Gelenkpumpen zu erlangen. Leider bedingt die Chronizität[25] zur Ödemneigung eine lebenslange Dauerbehandlung (Földi 2006 / Deutsche Krebshilfe 2007/Nr. 2).

---

[25] Chronizität nennt man den chronischen Verlauf einer Krankheit. Chronische Krankheiten entwickeln sich, verlaufen langsam und dauern sehr lange an

5 Bewegung bei Krebserkrankungen

5.1 Geschichte der Bewegungstherapie in der Onkologie

Das Wissen über die positive Wirkung einer adäquaten körperlichen Betätigung ist nicht neu. Eine Verbindung zwischen einer körperlichen Aktivität und der Gesundheit wurde bereits vor mehr als 2000 Jahren von Hippokrates (etwa 460-377 v. Chr.) erkannt. Er stellte dar, dass sich alle funktionellen Körperteile gut entwickeln, wenn sie in moderater Form durch körperliche Betätigung gefordert werden, gesund bleiben und langsamer altern. Umgekehrt zeigen sie sich jedoch anfälliger gegenüber Krankheiten und sind einem rascheren Alterungsprozess unterworfen sind, wenn sie nicht gefordert werden (Samitz / Baron 2002).

Obwohl viele epidemiologische[26] und prospektive[27] Untersuchungen belegen, dass ein regelmäßiges Training bei verschiedenen Erkrankungen eine Bedeutung für Prävention und Therapie besitzt, wird eine Sport- und Bewegungstherapie immer noch sehr selten eingesetzt (Leyk 2009). Bei anderen Erkrankungen, wie z.B. in der Orthopädie und Traumatologie, wird die Physiotherapie seit fast 100 Jahren mit einbezogen und hat einen festen Platz in der Anschlussheilbehandlung (AHB)[28] und Nachsorge bei der Behandlung von Erkrankungen am Wohnort bekommen. Nachdem sich die Sporttherapie in der AHB und als Rehabilitationssport am Wohnort in der Behandlung von Herz-Kreislauf-Erkrankungen in den 70er Jahren durchgesetzt hat, entstand 1981 die erste Krebs-Nachsorge-Gruppe an der Deutschen Sporthochschule Köln in Zusammenarbeit mit dem Landessportverband Nordrhein-Westfalen (Schüle 2006).

---

[26] Die Epidemiologie ist eine wissenschaftliche Disziplin, die sich mit den Ursachen und Folgen sowie der Verbreitung von gesundheitsbezogenen Zuständen und Ereignissen in einer Population beschäftigt

[27] Prospektiv im Sinne von „vorausschauend", „der Möglichkeit nach"

[28] Seit 1970 ist die AHB in der Rehabilitation eine Besonderheit. Durch die Zusammenführung kurativer und rehabilitativer Leistungen wird eine Verkürzung der Kranken- und Rehabilitationsphase erreicht.

Zum Thema Sport und Krebs wurden bereits in den sechziger Jahren von Van Aaken Untersuchungen unternommen, mit denen dem Nachweis einer kanzeroprotektiven[29] Wirkung von Ausdauertraining nachgegangen werden sollte (Van Aaken 1971). Eine weitere Evaluierung der Zusammenhänge von Sport und Training auf Tumorerkrankungen durch das Institut für Kreislaufforschung und Sportmedizin der Deutschen Sporthochschule Köln scheiterte 1983 am Desinteresse des Deutschen Krebsforschungszentrums. Genauso wurde ein Forschungsantrag an die Deutsche Forschungsgesellschaft mit der Begründung eines fehlenden Zusammenhanges zwischen körperlicher Aktivität und Tumorerkrankungen abgelehnt (Hollmann / Strüder 2009). Trotz der schlechten Bedingungen wurden dennoch die Auswirkungen einer körperlichen Aktivität während der Rehabilitation untersucht. Schüle konnte nach einem rehabilitativen ambulanten bewegungstherapeutischen Programm bei Brustkrebs- und Gebärmutterkrebspatientinnen eine Verbesserung in der Lebensqualität und der Mobilität feststellen (Schüle 1983).

Inzwischen sind die positiven Effekte körperlicher Aktivität in der Rehabilitation von onkologischen Patienten belegt worden, und bis zum Jahr 2008 sind 800 Krebsnachsorgegruppen registriert worden, von denen über 90% der Teilnehmer Mammakarzinompatienten sind (Baumann 2008).

5.2 Bewegungstherapie als Teil der Komplementäronkologie

Die Komplementäronkologie, einschließlich Ernährung, Psychoonkologie und Bewegungstherapie, ergänzt die Standardkrebstherapie mit Operation, Strahlen, Chemo- und Hormontherapie und darf nicht mit der „alternativen Therapie" verwechselt werden. Das Ziel der Komplementäronkologie ist es, die Standardtherapie zu unterstützen. In Kombination beider können die Chancen auf Heilung bzw. auf eine Erhöhung der Lebensqualität durch eine Verminderung der Nebenwirkungen einer Standardtherapie optimiert werden (Beuth 2003).

---

[29] protektiv: schützend, hier: krebsschützend

Trotz verbesserter Methoden der Vorsorge und vielschichtiger therapeutischer Anstrengungen ist Krebs aufgrund seiner Komplexität immer noch eine Erkrankung mit oftmals tödlichem Ausgang. Viele Ärzte und Therapeuten waren der Ansicht, dass für die Genesung krebskranker Menschen eine absolute körperliche Schonung und Ruhe entscheidend ist und vertraten die Meinung Winston Churchills „No sports" (Dimeo / Thiel 2008). Durch die Unwissenheit gegenüber der Thematik Sport- und Bewegungstherapie in der Onkologie wurde den Patienten häufig zur Schonung geraten. Dies hatte zur Folge, dass die Tumorpatienten, zusätzlich zu den Tumorfolgen, an einer Muskelatrophie[30] in Folge eines Bewegungsverbotes litten (Schüle 2006).

In der Bewegungstherapie, als Teil der Komplementärmedizin, agieren verschiedene Berufsgruppen, zwischen denen eine klare Abgrenzung der Disziplinen nicht immer möglich ist. Es kommt zu Überschneidungen wie bei der Sport- und Physiotherapie. Für eine gute Therapie, bei der der Patient im Mittelpunkt steht, ist eine offene Kommunikation aller Berufsgruppen notwendig (Baumann / Schüle 2008).

5.2.1 Bewegungstherapie

Die Bewegungstherapie wird häufig als Überbegriff für alle Therapiemethoden, bei denen Bewegung angewendet wird, benutzt. Unter Bewegungstherapie versteht man eine ärztlich indizierte und verordnete Bewegung, die vom Therapeuten geplant, dosiert und gemeinsam mit dem Arzt kontrolliert wird. Eine Bewegungstherapie ist als Einzelbehandlung, aber auch als Gruppentherapie möglich (Schüle / Deimel 1990).

5.2.2 Sporttherapie

Die Sporttherapie bildet einerseits eine Schlüssel- und Vermittlerfunktion zwischen der Therapie im klinischen bzw. ambulanten Bereich und eigenverantwortlicher Lebensgestaltung anderseits und geht von einer interdisziplinären Zusammenarbeit mit bestehenden ärztlichen und

---

[30]Muskelatrophie: Muskelschwund

nichtärztlichen Berufsgruppen im therapeutischen Team aus. Im Rahmen der Versorgungskette des Patienten vom Akutkrankenhaus über die AHB bis zur wohnortnahen Versorgung schließt die Sporttherapie, mit der Hinleitung des Patienten zur selbstständigen Ausführung der Aktivitäten des täglichen Lebens (ADL), die derzeitige Versorgungslücke im Gesundheitswesen (Huber / Schüle 2004).

Die Sporttherapie ist ein Teil der Bewegungstherapie und wird als eine bewegungstherapeutische Maßnahme definiert, die mit geeigneten Mitteln des Sports gestörte körperliche, psychische und soziale Funktionen kompensiert, regeneriert, Sekundärschäden vorbeugt und gesundheitlich orientiertes Verhalten fördert. Die Sporttherapie beruht auf biologischen Gesetzmäßigkeiten und bezieht besonders medizinisch-funktionelle als auch psychosoziale und pädagogische Ziele mit ein und versucht eine überdauernde Gesundheitskompetenz zu erzielen (Huber 1996). Aufgrund der vielfältigen Ziele wird sie als mehrdimensional bezeichnet (Abb. 1). Erst durch das Zusammenspiel der oben genannten drei Dimensionen wird die therapeutische Wirksamkeit ermöglicht und eine Verbesserung der Lebensqualität durch den ganzheitlichen Ansatz verfolgt (Huber / Schüle 2004).

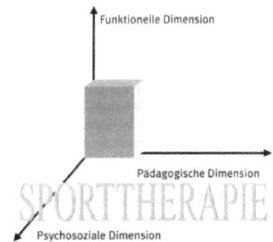

Abbildung 1: Mehrdimensionalität der Sporttherapie (Huber / Schüle 2004)

Die allgemeine Zielsetzung der Sporttherapie ist körperliche, psychische und soziale Beeinträchtigungen zu verhindern, zu minimieren und Bewältigungsstrategien zu vermitteln. Mit der Sporttherapie sollen die bewegungs-, spiel- und sportspezifischen Fähig- und Fertigkeiten entwickelt und gefördert und eine Verhaltensänderung im Hinblick auf eine Verbesserung der eigenen Handlungs- und Sozialkompetenz erreicht werden. Die Inhalte eines sporttherapeutischen Trainings definieren sich immer nach der individuellen Situation, und den Bedürfnissen und Wünschen der Patienten, wobei nicht ausschließlich defizitorientiert, sondern ressourcenorientiert gearbeitet wird (Vanden-Abeele / Schüle 2004). Die Mehrdimensionalität der Sport- und Bewegungstherapie spiegelt sich im analytischen Ansatz der Internationalen Klassifikation der Funktionsfähigkeit, Behinderung und Gesundheit der Weltgesundheitsorganisation wider (WHO 2001) und impliziert eine Abkehr von dem in der Vergangenheit dominierenden Trainingsparadigma, bei dem allein der körperlichen Aktivität eine positive gesundheitliche Wirkung zugeschrieben wurde (Huber / Schüle 2004).

In der Sporttherapie wird je nach Indikation in eine spezielle/engere oder allgemeine/weitere Therapie unterschieden. Die Maßnahmen der speziellen Sporttherapie beziehen sich auf die spezifischen Defizite und Aktivitätsstörungen des Patienten. Die körperliche Aktivität soll zu funktionellen Anpassungen im Organismus, in den Bereichen Motorik, Muskelfunktion, Atmung und Kreislauf führen. Diese körperliche Aktivität wird als adaptive physical activity bezeichnet, die auf die Interessen und Fähigkeiten für körperliche Aktivitäten, Bewegung und Sport von Personen mit veränderten Voraussetzungen, wie z.B. Menschen mit Behinderungen, ausgerichtet ist. Der allgemeinen Sporttherapie liegen eher psychosoziale Aspekte zugrunde, die sich weit mehr am Handicap und der sozialen Beeinträchtigung orientieren. Sie stellt einen Schritt zur sozialen Integration bzw. zur beruflichen Wiedereingliederung dar und folgt auf die spezielle Sporttherapie, die auch schon in der Akutklinik einsetzen kann (Vanden-Abeele / Schüle 2004).

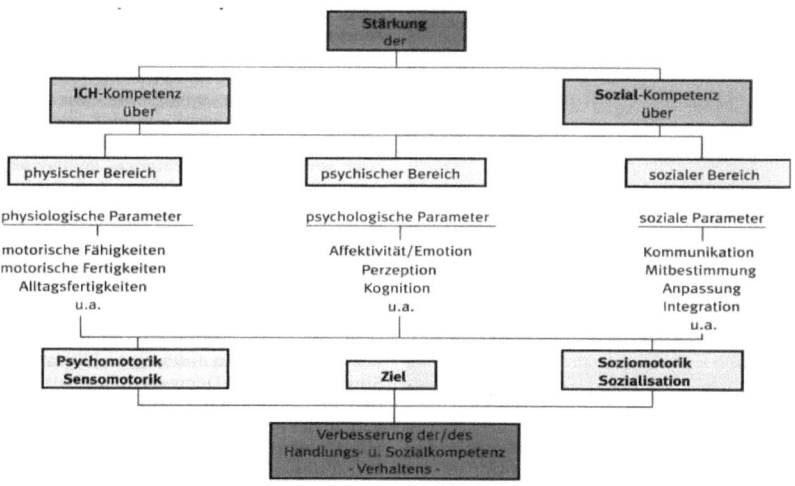

Abbildung 2: Ziele der Sporttherapie (nach Schüle1987) (Vanden-Abeele / Schüle 2004)

Mit der Zunahme des Anteils älterer Menschen an der Bevölkerung und mit dem Wechsel der Krankheiten zu mehr chronischen Erkrankungen und zur Multimorbidität[31] tritt die Erkenntnis ins Bewusstsein, dass die Bewegung einen zentralen Bestandteil des menschlichen Lebens darstellt. Viele Krankheitssymptome manifestieren sich über Bewegungsmangel, und deshalb sollte der Weg in der Therapie über die Bewegung gesucht werden (Huber 1996). Aus diesem Grund nehmen die Faktoren Motivation und Anleitung zur regelmäßigen Bewegung und die Hinführung zu langfristigen Verhaltensänderungen des Patienten innerhalb der Sporttherapie einen hohen Stellenwert ein.

5.2.3 Physiotherapie

Zu den stationär im Krankenhaus durchgeführten Rehabilitationsmaßnahmen gehört die Physiotherapie. Die Physiotherapie stellt normalerweise das erste Glied der Rehabilitationskette und die erste Form der Bewegungstherapie dar (Huber / Nimmrichter 1996) und sollte möglichst am ersten postoperativen Tag

---

[31] Gleichzeitiges Bestehen mehrerer Krankheiten bei einer Person

beginnen (Hussain et al. 1996). In der Physiotherapie werden neben den zur Heilung eingesetzten Kräften und Energieformen noch weitere physikalische Behandlungsformen wie Lymphdrainage, Bewegungsbäder und Massagen eingesetzt. Die therapeutisch wirkenden physikalischen Kräfte beeinflussen Stoffwechsel und Energiebereitstellung der verschiedensten, nicht nur lokalen, Gewebestrukturen. Die physikalischen Behandlungsmethoden können aus der Sicht des Patienten in eine aktive Physiotherapie, wie z.b. Atemtherapie oder andere physiotherapeutische Methoden und eine passive Physiotherapie, wozu u.a. Massagen, Lymphdrainagen und Elektrotherapie zählen, unterteilt werden. (Schüle 2004). Ein wesentliches Ziel der physiotherapeutischen Behandlung ist die Kompensation von geschädigten Körperfunktionen oder der Ersatz von verloren gegangenen motorischen Funktionen. Eine Vielzahl von Krankheiten und pathologischen Störungen ist mit Beeinträchtigungen im Bewegungsbereich verbunden und erfordert deshalb physiotherapeutische Hilfe (Huber / Nimmrichter 1996).

5.3 Trainingsmethoden in der Sporttherapie

Das Training im Rahmen der Sporttherapie sollte eine Kombination aus einem Ausdauer-, Kräftigungs-, Koordinations- und Flexibilitätstraining sein, das im Folgenden vorgestellt wird.

5.3.1 Ausdauertraining

5.3.1.1 Allgemeine Begriffsbestimmung

Nach Hollmann / Strüder ist der Begriff Ausdauer wie folgt definiert: „Ausdauer ist charakterisiert durch die Fähigkeit, eine gegebene Leistung über einen möglichst langen Zeitraum durchhalten zu können. Somit ist Ausdauer identisch mit Ermüdungswiderstandsfähigkeit" (Hollmann / Strüder 2009, S.267). Das Training der Ausdauer wird unterteilt je nach Anteil der arbeitenden Muskulatur, in ein lokales und allgemeines Ausdauertraining, nach Art der Energiebereitstellung, in ein aerobes und anaerobes Ausdauertraining und nach der Art der Muskelarbeit in ein statisches und dynamisches Ausdauertraining (Hollmann / Strüder 2009). Für eine Verbesserung der Ausdauer ist ein entsprechender Reiz erforderlich, um eine Adaptation des Körpers zu bewirken. Bedingung eines erfolgreichen Ausdauertrainings ist das systematische Wiederholen einer Ausdauerbelastung (De Marées 2003). Eine Belastungssituation, bei der mindestens ein Sechstel der Gesamtmuskelmasse über einen längeren Zeitraum einer Belastung ausgesetzt ist, wird als allgemeines Ausdauertraining bezeichnet (Fiehn / Froböse 2003). Die Begriffe aerobes und anaerobes Ausdauertraining beschreiben die Situation der Energiegewinnung. Bei einem aeroben Ausdauertraining gewinnt die arbeitende Muskulatur unter Sauerstoffverbrauch ihre Energie überwiegend aus Glucose und Fettsäuren. Diese Form der Energiebereitstellung tritt bei einer Belastung von 50-70% der maximalen Leistungsfähigkeit ein (Baumann 2008). Bei einer Belastungserhöhung kann der Muskel nicht mehr vom Blutkreislauf mit genügend Sauerstoff versorgt werden, was zur anaeroben Glykolyse führt (Fiehn / Froböse 2003, De Marées 2003). Ein Ausdauertraining im anaeroben Bereich ist eine intensive Belastung für das Herz-Kreislauf-System, die Gefäße sowie das hämatologische und muskuläre Zellsystem und sollte in der Sporttherapie vermieden werden.

5.3.1.2 Ausdauertraining in der Onkologie

Zur Risikoreduzierung wird in der onkologischen Rehabilitation ausschließlich im aeroben Ausdauerbereich trainiert (Baumann 2008). Die Inhalte und Methoden des Ausdauertrainings richten sich nach den individuellen Fähigkeiten und Zielen des Patienten. Entscheidend ist ein langsamer Aufbau des Trainings, da die einzelnen Organe eine unterschiedliche Anpassungszeit benötigen. Daher sollte zu Beginn eines allgemeinen aeroben Ausdauertrainings eine zwei- bis vierwöchige Anpassungsphase stehen, an die sich eine fünf- bis siebenwöchige Aufbauphase anschließt. In der dritten Phase kommt es zur Stabilisation der erreichten Anpassungen (Fiehn / Froböse 2003). Bei den Inhalten wird zwischen einer Dauermethode, die durch einen ohne Unterbrechung länger einwirkenden Trainingsreiz gekennzeichnet ist, und einer Intervallmethode unterschieden. Die Intervallmethode ist charakterisiert durch einen Wechsel von Belastung und Erholung, wobei die Erholungsphase nicht zur vollen Erholung ausreicht. Ziel der Intervallmethode ist eine Verbesserung der anaeroben Kapazität (De Marées 2003). Beide Methoden können in einer extensiven Form, d.h. mit zügiger Geschwindigkeit oder als intensive Form mit hoher Geschwindigkeit durchgeführt werden. Während bei der Dauermethode mit einer kontinuierlichen Belastung trainiert wird, kann bei der Intervallmethode in Langzeit-, Mittelzeit- oder Kurzzeitintervallen trainiert werden (Weineck 2010). Beide Methoden eignen sich für die Rehabilitation und sind je nach Indikation einsetzbar (Baumann 2008).

Die positiven Auswirkungen des Ausdauertrainings umfassen unter anderem eine reduzierte Ruhe- und Belastungsfrequenz des Herzens und des Blutdrucks sowie einen reduzierten kardialen Sauerstoffbedarf während submaximaler Belastungen (Graf / Rost 2005). Als allgemeine Ziele des Ausdauertrainings lassen sich ein Erhalt und eine Verbesserung der Ausdauerleistungsfähigkeit, eine Förderung der psychischen Befindlichkeit und eine Verbesserung der Leistungsfähigkeit sowie eine Verbesserung der Lebensqualität nennen. Spezifische Ziele sind eine Verminderung des Fatigue-Syndroms, eine Stärkung der Lungenfunktion, eine Erhöhung des Hämoglobingehaltes[32], eine Verbesserung der Immunabwehr, der Erhalt der Knochen- und Knorpelsubstanz und die Verbesserung der muskulären Strukturen sowie eine Ökonomisierung der Herzarbeit (Baumann 2008).

5.3.2 Krafttraining

5.3.2.1 Allgemeine Begriffsbestimmung

Die Kraft kann je nach Erscheinungsform in die Arten der beteiligten Muskulatur, in eine allgemeine und lokale Kraft, unter dem Aspekt der Sportartspezifität in eine allgemeine und spezielle Kraft und unter dem Aspekt der Arbeitsweise des Muskels in eine statische und dynamische Kraft unterteilt werden. Hinzu kommt noch der Aspekt der motorischen Hauptbeanspruchungsformen, nämlich die Maximalkraft, Schnellkraft und Kraftausdauer (Weineck 2010).

---

[32] Hämoglobin: sauerstoffbindendes Protein in den roten Blutkörperchen

Bei einer lokalen Kraft handelt es sich um die Kraft einer kleineren Muskelgruppe, während unter allgemeiner Kraft das entwickelte Kraftniveau der Hauptmuskelgruppen, wie die Rumpf- und Extremitätenmuskulatur, verstanden wird (De Marées 2003, Weineck 2010). Im Vergleich von allgemeiner und spezieller Kraft steht allgemeine Kraft für die sportartunabhängige Kraft, während die spezielle Kraft, die an einem sportlichen Bewegungsablauf beteiligten leistungsbestimmenden Muskelgruppen umfasst (Weineck 2010).

Die statische Kraft ist definiert als diejenige Spannung, die ein Muskel oder eine Muskelgruppe in einer bestimmten Position willkürlich gegen einen fixierten Widerstand auszuüben vermag. Die dynamische Kraft ist die willkürlich ausgeübte Bewegung einer Masse innerhalb eines programmierten Vorganges (Hollmann / Strüder 2009).

Die Maximalkraft ist die bei einer willkürlichen statischen Muskelanspannung maximal aufwendbare Kraft. Sie ist bei isometrischer und bei dynamischer konzentrischer Bewegung nahezu gleich, da diese aufgrund eines hohen Lastgewichtes stark verlangsamt ist. Deshalb kann auf eine Differenzierung der Maximalkraft in isometrische und dynamische Komponenten verzichtet werden (de Marées 2003).

Der Begriff Schnellkraft beschreibt eine möglichst große dynamische Kraftentfaltung pro Zeiteinheit, während man unter Kraftausdauer die Fähigkeit des Organismus versteht, eine Kraftbelastung über einen längeren Zeitraum durchzuhalten (Boeckh-Behrens / Buskies 2008).

Als Kraftausdauer wird die Fähigkeit des neuromuskulären Systems bezeichnet, eine möglichst hohe Impulssumme in einer gegebenen Zeit gegen höhere Lasten zu produzieren, bzw. das Vermögen, eine gegebene Kraftbelastung möglichst lange aufrecht zu erhalten (Boeckh-Behrens / Buskies 2008).

5.3.2.2 Trainingsprinzipien im Krafttraining

Das Erreichen der mit dem Krafttraining gesetzten Ziele ist neben genetischen Vorraussetzungen vom Training selber abhängig. Im Folgenden werden die wichtigsten Trainingsprinzipien in Bezug auf das Krafttraining kurz dargestellt. Hierzu zählen:

- Das Prinzip der Superkompensation
- Das Prinzip der optimalen Relation von Belastung und Erholung
- Das Prinzip der progressiven Belastungssteigerung
- Das Prinzip der Belastungsvariation
- Das Prinzip der Regelmäßigkeit
- Das Prinzip der Individualisierung (Boeck-Behrens / Buskies 2008)

Der Begriff der Superkompensation beschreibt die Fähigkeit des Körpers, sich nach einer erschöpfenden Belastung den erhöhten Anforderungen anzupassen. Aufgrund der Trainingsbelastung nimmt daher die Muskelkraft zu, um den weiteren Anforderungen standzuhalten (De Mareés 2003).

Die Relation von Belastung und Erholung ist im Krafttraining von der individuellen Leistungsfähigkeit und von der Trainingsdurchführung abhängig. In der Praxis haben sich Pausenzeiten von einer bis sechs Minuten herauskristallisiert, bzw. Trainierende gestalten die Pausenlänge je nach subjektivem Belastungsempfinden (Boeck-Behrens / Buskies 2008).

Mit dem Verlauf des Krafttrainings wird die Kraft in der Regel zunehmen, weshalb auch die gewählten Widerstände (Gewichte) in Abhängigkeit von der Belastbarkeit angepasst werden sollten. Für den gesundheitsorientierten Bereich ist eine kontinuierliche Form der Belastungserhöhung zu empfehlen (Froböse / Fiehn 2003, Gottlob 2001).

Unter dem Begriff „Belastungsvariation" wird eine systematische Veränderung, Steigerung und Erhöhung der Trainingsbelastung verstanden, da eine gleich bleibende Trainingsanforderung zu einer immer geringeren Belastung des Organismus und damit zu einer Stagnation der Leistungssteigerung bzw. Kraftentwicklung führen würde (Boeck-Behrens / Buskies 2008, Barteck 1998). Neben einer Regelmäßigkeit des Trainings ist zum Erreichen und Erhalt der gesetzten Ziele ist das Prinzip der Individualisierung, was die individuellen Faktoren wie Alter, Geschlecht, Trainingszustand und genetische Voraussetzungen sowie evtl. Erkrankungen beinhaltet, wichtig und muss beachtet werden (Weineck 2010; Boeck-Behrens / Buskies 2008).

5.3.2.3 Belastungsnormative im Krafttraining

Die Belastungsnormative beschreiben die Größen der Trainingsbelastungen und damit der Trainingsmethoden, die der Therapeut aufgrund der Anamnese festlegt (Froböse / Fiehn 2003). Mit Hilfe der Belastungsnormative wird bestimmt wie intensiv, wie umfassend, wie lange und mit welchen Pausen trainiert werden soll. Die wichtigsten Belastungsnormative für das Krafttraining sind die Belastungsintensität, die als prozentuale Intensität in Bezug auf das Maximum angegeben wird, die Belastungsdauer, die die gesamte zeitliche Dauer der Trainingseinheit angibt, der Belastungsumfang, der die Menge an Belastungsreizen bzw. der bewältigten Last in Kilogramm bei einer Übung darstellt sowie die Belastungsdichte, die das Verhältnis von Belastungs- zu Pausenzeiten bzw. das Verhältnis von Trainingstagen zu Regenerationstagen beschreibt (Boeck-Behrens / Buskies 2008).

5.3.2.4 Krafttraining in der Onkologie

Bislang stand Krafttraining in der Onkologie weniger im Fokus als Ausdauertraining. Allgemeine Ziele eines rehabilitativen Muskelaufbautrainings sind eine Verbesserung der muskulären Kraftsituation, eine Prophylaxe von Verletzungen durch ein stabiles Muskelkorsett, eine Stabilisierung der Körperhaltung, eine Förderung der psychischen Befindlichkeit sowie eine Verbesserung der Lebensqualität (Baumann 2008). Inhalt eines gesundheitsorientierten Krafttrainings ist keine maximale Trainingsadaptation in möglichst kurzer Zeit, sondern ein, im Optimalfall, lebenslanges, den individuellen Belastungsverträglichkeiten angepasstes Training zu erreichen (Boeckh-Behrens / Buskies 2008). Daher spielen in der onkologischen Rehabilitation die Maximalkraft und die Schnellkraft keine zentrale Rolle (Baumann 2008). Ein von Erwachsenen oder älteren Menschen durchgeführtes Krafttraining wirkt der alterbedingten Sarkopenie[33] entgegen, mildert die Entstehung einer Osteoporose[34] und wirkt sich positiv auf zahlreiche

---

[33] Sarkopenie: mit dem Alter zunehmender Muskelabbau

[34] Osteoporose: Abnahme der Knochendichte

funktionelle und physiologische Beeinträchtigungen aus, die sich im Alter umkehren (Brill / Probst / Greenhouse 1998).

Wird ein Krafttraining in der Akutklinik durchgeführt, sollen dadurch Folgeerkrankungen wie eine Tumorkachexie[35], eine chemotherapeutisch indizierte Osteoporose und das Fatigue-Syndrom bekämpft werden und eine Verbesserung des Innervationsvermögens, eine Stärkung des Immunsystems sowie eine Erhöhung des Muskel- und Fettanteils erreicht werden und stehen als spezifische Ziele im Vordergrund (Baumann 2008).

Die meisten Untersuchungen zum Thema körperliche Aktivität in der Onkologie kommen aus dem Bereich des Ausdauertrainings (Knols et al. 2005). Obwohl in den letzten Jahren vermehrt Studien zum Thema Krafttraining in der Onkologie gezeigt haben, dass ein gezieltes Krafttraining parallel zur Chemotherapie eine Möglichkeit zur Therapie der Tumorkachexie bietet, beschränkt sich die Erfahrung auf wenige Studien zu diesem Thema. Die Ergebnisse zeigen positive Effekte hinsichtlich der therapie- und krankheitsbezogenen Beschwerden und sind sehr vielversprechend (Schmitz 2005). Diese und die in den folgenden Punkten aufgeführten Untersuchungen zum Krafttraining in der Mammakarzinomtherapie lassen das Krafttraining als eine probate Trainingsvariante erscheinen, wenn dem Kraftverlust entgegengewirkt werden soll (Leskaroski / Baumann 2010).

5.3.2.5 Sanftes Krafttraining

In der vorliegenden Untersuchung wurde mit der Trainingsmethode „sanftes Krafttraining" als Kraftausdauertraining trainiert. Beim sanften Krafttraining wird, nicht wie im herkömmlichen Training die einzelne Trainingsserie bis zur letzten Wiederholung, also bis zur vollständigen kurzfristigen Ermüdung des Muskels durchgeführt, sondern deutlich vorher abgebrochen (Boeckh-Behrens / Buskies 2008). Das Kriterium zur Beendigung jeder einzelnen Serie ist das subjektive Belastungsempfinden, welches im Krafttraining noch unberücksichtigt ist

---

[35] Tumorkachexie: Bezeichnung für eine als Folge einer Krebserkrankung auftretende Stoffwechselstörung, die zur Auszehrung und Abmagerung führt

(Buskies 1999). Für die subjektive Belastungseinschätzung wurde die Skala des Anstrengungsempfindens nach Borg verwendet (siehe Tabelle 7).

5.3.3 Koordinations- und Beweglichkeitstraining

Das Koordinationstraining hat in allen Phasen der sporttherapeutischen Behandlung von Krebspatienten einen hohen Stellenwert und ist neben dem Ausdauer- und dem Krafttraining ein wichtiges Element der Therapie (Baumann 2008). Koordination ist nach Hollmann / Strüder als das Zusammenwirken des zentralen Nervensystems und der Skelettmuskulatur innerhalb eines Bewegungsablaufes definiert (Hollmann / Strüder 2009). Aufgrund einer Immobilisation, Verletzung oder operativer Eingriffe kann das bewusste Erfassen der Lage einzelner Körperteile sowie der ökonomische Krafteinsatz erschwert sein (Hoster / Nepper 2004). Daher variieren die Schwerpunkte eines koordinativen Trainings je nach Verletzung und Erkrankung (Wilke / Froböse 2003). Die koordinativen Übungen sollten über die gesamte Rehabilitationskette von der Akut- über de Rehabilitationsklinik bis zur Rehabilitationssportgruppe einen Platz im Therapieplan finden, da sie nahezu unabhängig vom Therapieverlauf und vom Status der Erkrankung individuell angepasst werden können (Baumann 2008). Des Weiteren sind die Effekte eines Koordinationstrainings schon kurzfristig zu erkennen.
So beruht der Kraftzuwachs innerhalb der ersten Wochen eines Krafttrainings nicht auf einer Zunahme der Querschnittszunahme, sondern auf einer verbesserten intramuskulären Koordination der an der Kraftentwicklung beteiligten Muskulatur (De Marées 2003).
Die allgemeinen Ziele eines Koordinationstrainings sind die Ökonomisierung von Bewegungsabläufen, eine Verbesserung der motorischen Lernfähigkeit, eine erhöhte motorische Anpassungsfähigkeit an nicht standardisierte Situationen sowie eine verbesserte Reaktions- und Gleichgewichtsfähigkeit (Wilke / Froböse 2003). Die spezifischen Ziele haben, wie die allgemeinen Ziele, einen präventiven Charakter und wollen durch den Einsatz eines Koordinationstrainings schon während der Akutbehandlung physische, immobilitätsbedingte Einschränkungen wie Muskelverkürzungen und Adhäsionen vermindern und eine dadurch bedingte Schonhaltung vermeiden

sowie den Patienten rechtzeitig an die Sporttherapie während der Behandlung der Erkrankung gewöhnen. Des Weiteren ist durch die ganzheitlichen positiven Einflüsse, die schnellen Fortschritte sowie das geringe Verletzungsrisiko ein Koordinationstraining für einen Krebspatienten in jeder Phase der Therapie empfehlenswert (Baumann 2008).

Flexibilität wird als der willkürliche Bewegungsbereich in einem oder mehreren Gelenke definiert und ist desto umfangreicher je größer dieser Bereich ausfällt (Hollmann / Strüder 2009). Das Hauptziel eines Flexibilitätstrainings in der Onkologie ist eine Optimierung der Gelenkbeweglichkeit, eine Verbesserung der Kontraktilität und Plastizität der Muskulatur, eine muskuläre Lockerung und Entspannung sowie ein Vorbeugen von Fehlstellungen (Baumann 2008).

5.3.4 Entspannungstherapie

Der Entspannungsteil hat in der Sport- und Bewegungstherapie seinen eigenen Platz. Deimel definiert Entspannung wie folgt: „Die Entspannung kann als ein dynamisches, komplexes Gleichgewichtsspiel verstanden werden, das sensibel als Ausgleich auf die energetischen Anforderungen des Alltags mit seinen jeweiligen unterschiedlichen Belastungen reagiert" (Deimel 2004, S.188). Die Reaktionen des Körpers auf Entspannungsverfahren sind auf einer physiologischen und auf einer psychologischen Ebene zu erkennen. Als Einflüsse der Entspannung auf der physiologischen Ebene sind eine Tonussenkung der Skelettmuskulatur als neuromuskuläre Veränderung, eine periphere Gefäßerweiterung, eine Senkung des arteriellen Blutdrucks und der Herzfrequenz als kardiovaskuläre Veränderungen, eine Verlangsamung der Atemfrequenz und eine Abnahme des Sauerstoffverbrauchs als respiratorische Veränderung zu nennen. Des Weiteren ist, in Abhängigkeit vom Entspannungsverfahren, eine Ab- oder Zunahme der Hautleitfähigkeit als elektrodermale Veränderung, eine Veränderung der hirnelektrischen Aktivität als zentralnervöse Veränderung und eine Tonuserhöhung der glatten Muskulatur des Magens mit einer gesteigerten Peristaltik als gastrointestinale Veränderung zu erkennen. Effekte auf der psychologischen Ebene sind Reizdämpfung der Effekte, was eine gelassenere Reaktion auf äußere Ereignisse bedeutet, eine mentale Frische mit einem Gefühl der körperlichen und geistigen Frische und eine Erhöhung von Introspektion und Wahrnehmungsschwellen, was bedeutet, dass Sinnesempfindungen im und am Körper in den Vordergrund treten (Deimel 2004). Inhalt der Entspannung sind verschiedene Verfahren zur Verringerung der körperlichen und geistigen Anspannung, wie z.b. Autogenes Training, Progressive Muskelentspannung und eine Phantasie- oder Körperreise, die unter anderem bei Angst- und Schmerzzuständen, Verhaltensstörungen, Psychosen und Depressionen kontraindiziert sind (Baumann 2008).

5.3.5 Folgeerscheinungen einer Inaktivität

Eine Krebsbehandlung ist durch eine intensive medizinische Therapie, die häufig über Monate andauert, gekennzeichnet. Die Patienten befinden sich in einer ambulanten oder manchmal auch stationären, ärztlichen Behandlung, die teilweise auch unter isolierten Bedingungen stattfindet. Eine Inaktivität über die Phase der Behandlung zieht, ohne entsprechende bewegungstherapeutische Interventionen, Bewegungsmangelerkrankungen nach sich. Der Bewegungsmangel bewirkt einen starken Muskelabbau und eine Abnahme der kardiorespiratorischen Leistungsfähigkeit, wodurch die alltäglichen Aktivitäten für die Patienten anstrengender werden (Weineck 2010). Wird Bewegungsmangel als Einzelfaktor betrachtet, ist er für ein Drittel der Todesfälle durch Dickdarmkrebs, koronare Herzerkrankung und Diabetes mellitus verantwortlich (Steinacker / Reißnecker 2002). Des Weiteren führt eine chronisch unterhalb einer bestimmten Reizschwelle erfolgte Beanspruchung der Organe und Körpersysteme zu einer Inaktivitätsatrophie, die den Krankheitszustand der Patientinnen verschlimmert. Häufig liegen bereits degenerative Veränderungen vor, die sich in Kombination mit einer Inaktivität weiter verschlimmern. Ein manifester Bewegungsmangel liegt dann vor, wenn die Muskulatur chronisch mit weniger als 30% ihrer Maximalkraft und das Herz-Kreislauf-System mit weniger als 50% seiner maximalen Leistungsfähigkeit beansprucht wird (Hollmann / Strüder 2009).

In der postoperativen Phase sollte beachtet werden, dass selbst kurze Immobilisationszeiten zu einem enormen Kraftverlust führen. Bei einer Gipsimmobilisation ist bereits nach zweieinhalb Tagen ein signifikanter

Gewichtsverlust des Muskels zu erkennen, der zwar langsam aber mit der Zeit weiter fortschreitet. Hinzu kommt unter anderem noch eine Herzvolumenabnahme um ca. 10% nach 9 Tagen, eine Erhöhung der Ruhepulsfrequenz um 22% nach 4 Wochen sowie eine Erhöhung des Thrombose- und Pneumonierisikos (Hollmann / Strüder 2009).

Für die anschließende Therapie ist es wichtig zu wissen, dass die Dauer für das Wiedererlangen des durch Immobilisation erreichten Kraftverlusts in einem Verhältnis von 4:1 zur Immobilisationszeit steht. Dies bedeutet, dass eine Woche Immobilisation vier Wochen aktive Therapie zu Wiederherstellung benötigt (Froböse / Fiehn 2003).

Nach kurzer Zeit entsteht eine Art Teufelskreis mit einer verminderten körperlichen Aktivität aufgrund der raschen Erschöpfbarkeit und der Folge einer weiteren Abnahme der Leistungsfähigkeit durch Bewegungsmangel. Durch ein weiteres Ausbleiben von Belastung kommt es zu einer Chronifizierung des Problems. Eine richtig dosierte körperliche Belastung, im Rahmen einer Sport- und Bewegungstherapie führt zu einer Zunahme der Muskelmasse und der kardiovaskulären Leistungsfähigkeit, so dass nur eine geringere Anstrengung notwendig ist, um die alltäglichen Aktivitäten zu bewältigen (Baumann / Schüle 2008).

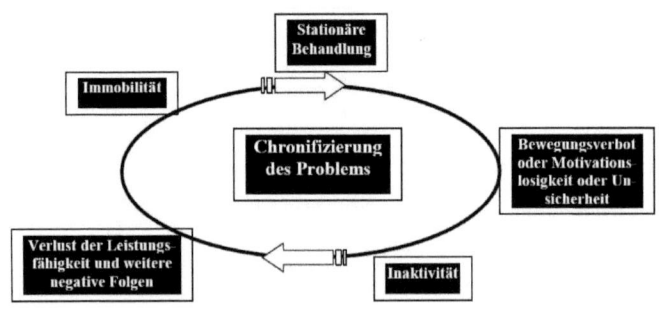

Abbildung 3: Der Teufelskreis des Bewegungsmangels in der Onkologie (Baumann et al. 2005 S.153)

5.4 Ziele der Sport- und Bewegungstherapie in der Mammakarzinombehandlung

Neben der Verhinderung von Bewegungsmangelerkrankungen hat die Sport- und Bewegungstherapie in der Behandlung von Brustkrebspatienten auf physischer, psychischer sowie psychosozialer Ebene Einfluss und birgt auch edukative Möglichkeiten (Baumann / Schüle 2008).

Als spezifische Ziele der Sporttherapie bei Brustkrebspatienten lassen sich die Vermeidung einer Muskelverkürzung im Schulter-Arm-Bereich, die Behandlung eines Lymphödems, ein Ausgleich des Kraftdefizits im Rechts-Links-Vergleich, eine Kontrakturprophylaxe[36], die Förderung des Selbstwertgefühls und damit Bekämpfung des Gefühls einer „Entweiblichung" sowie die Bekämpfung des Fatigue-Syndroms nennen (Baumann 2008).

Auf der psychischen Ebene sind der Gewinn neuen Selbstvertrauens, die Auseinandersetzung und Akzeptanz mit dem eigenen Körper, der Abbau von Ängsten sowie eine Verminderung depressiver Stimmung therapeutische Ziele. Mit körperlicher Aktivität in einer Gruppe wird dem Ziel „Raus aus der sozialen Isolation" und Förderung der Kommunikation auf der sozialen Ebene nachgegangen.

Die Aufklärung über den Einfluss von Bewegung auf den Menschen soll zu einer Verbesserung der allgemeinen Compliance[37] und einer möglichen Lebensstiländerung führen und ist ein Ziel auf der edukativen Ebene (Baumann / Schüle 2008). Das Interesse an den Zusammenhängen zwischen körperlicher Aktivität und Tumorerkrankungen ist in den letzten Jahren gestiegen, sodass Studien vermuten lassen, dass eine regelmäßige körperliche Aktivität die Inzidenz von Karzinomen reduziert bzw. dem sportlichen Bewegungstraining ein kanzeroprotektiver Effekt zuzuschreiben ist (Monninkof et al 2007).

---

[36] Die Kontrakturprophylaxe wird eingesetzt, um ein Versteifen der Gelenke durch Verkürzung von Muskeln, Sehnen, Bändern bei Gelenken zu verhindern

[37] Compliance: Oberbegriff für das kooperative Verhalten des Patienten im Rahmen der Therapie

Die Spannweite der Risikoreduktion durch körperliche Aktivität ist von der Krebsentität[38], den Tumoreigenschaften, der Präventionsphase, in der die körperliche Aktivität ausgeübt wird und von der Höhe der körperlichen Aktivität anhängig. Für die verschiedenen Präventionsphasen wird die Risikoreduktion unterschiedlich angegeben. Im folgenden Teil wird der Einfluss einer körperlichen Aktivität auf die Reduktion des Risikos einer Mammakarzinomerkrankung vorgestellt.

5.4.1 Sport- und Bewegungstherapie in der Primärprävention

Der Vollständigkeit halber soll an dieser Stelle auch die Primärprävention angesprochen werden.

Nach der amerikanischen Krebsgesellschaft ist davon auszugehen, dass ein Drittel der 500.000 jährlich in den USA auftretenden Todesfälle infolge eines Malignoms auf Bewegungsmangel, Fehlernährung und Übergewicht zurückzuführen ist (Kushi et al. 2006). Die Hypothese, durch eine körperliche Aktivität das Risiko an einem Mammakarzinom zu erkranken reduzieren zu können, ist in einer Metaanalyse von Thune und Furberg empirisch gut belegt worden. In die Analyse gingen 41 Studien mit 108.031 Patienten zu Mammakarzinom ein. 26 Studien stellen einen signifikanten unabhängigen protektiven Effekt der körperlichen Aktivität fest (Thune / Furberg 2001). Bei einem Mammakarzinom ist das durch Bewegungsmangel und Übergewicht erhöhte Risiko insbesondere bei postmenopausalen Frauen zu erkennen und auf eine gesteigerte Östrogenproduktion im Fettgewebe zurückzuführen (siehe 5.5.3) (Graf 2008). Das Deutsche Krebsforschungszentrum untersuchte in einer populationsbasierten Fallkohortenstudie 6.657 gesunde und 3.446 Brustkrebspatientinnen in Bezug auf eine Korrelation zwischen Lebensstil und Brustkrebsrisiko, mit dem Ergebnis einer signifikanten Risikoreduktion um ca. ein Drittel für körperlich Aktive im Vergleich zu Frauen mit wenig Bewegung. Die Risikoreduktion bezog sich auf Östrogen-/ Progesteron-positive Tumore, die ca. zwei Drittel der Karzinome ausmachen (Schmidt et al. 2008). Thune et al.

---

[38] Entität bezeichnet Gegenstände wie auch Lebewesen jeglicher Art und Beschaffenheit

beschreiben in einer Kohortenstudie mit 25.624 Frauen eine inverse Beziehung zwischen der körperlichen Aktivität und Mammakarzinom bei prämenopausalen Frauen. Bei moderater Bewegung wird eine Risikoreduzierung von 23%, bei einer intensiven regelmäßigen Aktivität von 47% beschrieben (Thune et al. 1997). Eine Risikoreduktion durch körperliche Aktivität für postmenopausale Frauen wird von McTiernan dargestellt. In der Studie wurden 71171 Frauen im Alter zwischen 50 und 79 Jahren fünf Jahre auf das Risiko einer Mammakarzinomerkrankung in Bezug auf körperliche Aktivität untersucht. Es konnte durch körperliche Aktivität eine Risikoreduktion am Mammakarzinom zu erkranken für Frauen im Alter von 35 Jahren von 14% bzw. für 50jährige Frauen von 11% festgestellt werden. In der „Shanghai Breast Cancer Study" werden die körperlichen Aktivitäten in der Jugend und im Erwachsenenalter in Bezug auf das Risiko einer Brustkrebserkrankung untersucht. Eine Risikoreduktion um 53% erreichen prä- und postmenopausale Frauen, die in der Jugend und im Erwachsenenalter körperlich aktiv sind, 32% bei einer ausschließlichen körperlichen Aktivität im Erwachsenenalter, bzw. 16% wenn nur in der Jugend Sport getrieben wird (Matthews 2001).

5.4.2 Sport- und Bewegungstherapie in der Sekundär- und Tertiärprävention

Als Sekundärprävention bezeichnet man die Gesamtheit aller Maßnahmen, die der Früherkennung dienen und das Fortschreiten einer Erkrankung verhindern oder verzögern. Die Tertiärprävention umfasst Maßnahmen zur Vermeidung von Folgeschäden bzw. zur Abmilderung einer bereits eingetretenen Erkrankung (Bjarnason-Wehrens 2005). Die Diagnose und die Therapie des Mammakarzinoms sind mit einer starken Einschränkung der Lebensqualität verbunden, die auch nach der Behandlung persistieren kann (siehe 4.3.1). Nach dem operativen Eingriff an einem für die Weiblichkeit wichtigen Organ und den Nachwirkungen weiterer Therapien befinden sich die Patientinnen am Ende der stationären Behandlung oft in einer Phase der Angst und Unsicherheit, sowohl gegenüber dem eigenen Körper als auch gegenüber ihrer Familie und ihrem Umfeld. Hinzu kommt häufig eine Störung ihrer Körperwahrnehmung und eine Minderung des Selbstwertgefühls sowie eine weitere Hilfebedürftigkeit

(Heckl / Weis 2006). Ein Ziel der Rehabilitation ist es, die Einschränkungen zu lindern und die Genesung nach der Therapie zu beschleunigen (Schulz / Heesen 2005). Eine Verbesserung des emotionalen Befindens behandlungs- und krankheitsbezogener Symptome und der Lebensqualität sind durch psychoedukative und psychotherapeutische Maßnahmen zu erreichen (Meyer / Mark 1995). Eine Reduzierung der körperlichen und funktionellen Einschränkungen erzielt ein körperliches Training, welches auch mit psychologischen Effekten verbunden ist (Gauvin / Spence 1996). Nach einem Übersichtsartikel von Friedenreich und Courneya ist neben einer psychologischen Therapie die Sport- und Bewegungstherapie in der Rehabilitation ebenso wichtig. Die Nebenwirkungen der Therapie, wie Fatigue, Nausea[39] sowie verminderte muskuläre und kardiovaskuläre Leistungsfähigkeit, können durch ein Bewegungstraining reduziert werden. Es kommt zu einer Verbesserung auf der physischen Ebene und durch eine gesteigerte Leistungsfähigkeit auch zu besseren Werten auf der psychischen Ebene (Friedenreich / Courneya 1996). Wurde früher das Ziel der Sport- und Bewegungstherapie in der Tertiärprävention bzw. in der Rehabilitation zunächst nur in einer Verbesserung von Lebensqualität und Fatigue gesehen, zeigen inzwischen Studien auch einen Rückgang der Rezidivrate bei einem körperlichen Training (Dimeo et al. 1999). In der Nurse Health Study wurden 2987 Patientinnen mit Brustkrebs im Stadium I-III beobachtet, wobei eine Risikoreduktion durch körperliche Aktivität von 26 % in der weniger aktiven Gruppe bis hin zu 40 % in der aktivsten Gruppe erfasst werden konnte (Holmes 2005). Die Auswirkungen eines 18-wöchigen Trainings mit hauptsächlich Kraftübungen untersuchte eine Gruppe um De Backer. Es zeigte sich bei einer Belastung von 65-80% des 1 RPM eine Muskelkraftzunahme um bis zu 105%, eine Abnahme der Fatigue-Symptomatik um bis zu 50%. Die Ergebnisse der Befragung mittels des Fragebogens EORTC-QLQ C30 haben sich in allen Scores bis auf die kognitive Funktion verbessert (De Backer et al. 2007). Die nachgewiesene Korrelation der verbesserten Muskelkraft und der positiven Veränderungen in den körperlichen Funktionsskalen der EORTC QLQ C30

---

[39] Nausea: Übelkeit

werden in einer Studie von Ohira et al. bestätigt. Hier führte ein sechsmonatiges reines Krafttraining zu einer signifikanten Kraftsteigerung, die mit einer Veränderung der Funktionsskalen korrelierte. Des Weiteren konnten sie nachweisen, dass ein Krafttraining in der Mammakarzinomtherapie zu keiner signifikanten Zunahme des Auftretens eines Lymphödems führt (Ohira et al. 2006).

5.4.3 Sport- und Bewegungstherapie in der Akutphase

Eine Krebsbehandlung wird häufig von gravierenden Nebenwirkungen (siehe 4.3.1) wie Anämie, Reduktion der Vitalkapazität, Kardiotoxizität[40] und verminderte Ejektionsfraktion[41] des Herzens begleitet (Dimeo 2001/a). Des Weiteren weisen die Hälfte der Patienten nach einer Akutbehandlung einer malignen Erkrankung einen tumorkachektischen Gewichtsverlust, sowie eine Schrumpfung der gesamten Muskulatur auf, der sich negativ auf die Lebensqualität und auch ungünstig auf das Überleben auswirkt (Weber et al. 2007). Eine Ursache für den Muskelabbau bei einer Tumorkachexie ist die supprimierte Proteinsynthese in Kombination mit einem gesteigerten Proteinabbau. Es konnte beobachtet werden, dass die Tumorkachexie und der Muskelschwund sich auf die Effektivität und Verträglichkeit einer Chemotherapie auswirken (Tisdale 2009). Aufgrund dieser Defizite leiden Patienten während der Behandlung und unmittelbar nach ihrem Ende unter Beschwerden wie Kurzatmigkeit, Tachykardie[42] und einem Fatigue-Syndrom (Dimeo 2004/b). Mit einer Sport- und Bewegungstherapie kann den Patienten eine Hilfe und Unterstützung in der Krebsbehandlung gegeben werden. Die Bewegungstherapie verfolgt das Ziel, die Leistungsfähigkeit auf der physischen, psychischen und sozialen Ebene über den Verlauf der Therapie zu erhalten und dem Patienten seinen eigenen Teil zum Genesungsprozess beitragen zu lassen (Baumann et al. 2005) In einer Übersichtsstudie von Cournaya wurden

---

[40] Schädigende Wirkung einer Substanz/Krankheitserreger auf dem Herzmuskel

[41] Anteil des vom Herzen bei einer Kontraktion ausgeworfenen Blutes

[42] Tachykardie ist eine anhaltende Pulsbeschleunigung

verschiedene Studien überprüft, die sich mit einer körperlichen Aktivität während der verschiedenen Behandlungsphasen beschäftigen. Die Ergebnisse der Studien beschreiben eine positive Wirkung auf das Körpergewicht und die Zusammensetzung des Körpers, Fatigue, Zufriedenheit und Lebensqualität (Courneya 2003). Ähnliche Ergebnisse werden von Dimeo in einem Übersichtsartikel genannt. Durch ein Ausdauertraining ist es zu einer Verbesserung des Allgemeinzustandes der Patienten und einer Verringerung der Nebenwirkungen der Therapie gekommen (Dimeo 2001/a). In einem weiteren Artikel von Dimeo werden eine Zunahme der Leistungsfähigkeit, eine Reduktion des psychischen Stresses und der Fatigue und eine geringere Inzidenz von Komplikationen durch ein täglich absolviertes Ausdauertraining während einer Hochdosischemotherapie genannt (Dimeo 2001/b). In einer Studie von Courneya et al. wurde mit 242 Patienten, die sich in der chemotherapeutischen Behandlung befanden, ein körperliches Training durchgeführt. Courneya et al. verglichen dabei ein Krafttraining mit einem Ausdauertraining. Bei den Teilnehmern der Krafttrainingsgruppe (n = 82) kam es zu verbesserten Werten bezüglich der Lebensqualität, Fatigue, Depression und Ängstlichkeit, die allerdings nicht signifikant waren. Signifikante Verbesserungen wurden in der „Chemotherapy completion rate", sowie in der Stärkung des Selbstwertgefühls und der Muskelkraft, die um 25-30% zugenommen hatte, beobachtet (Courneya et al. 2007). Quist et al. führten eine Studie mit 70 Krebspatienten verschiedener Entitäten durch, die alle ein Krafttraining und Ausdauertraining absolvierten. Das Training hatten alle Patienten gut toleriert, und es zeigten sich positive Veränderungen in den Kraft- und Ausdauerwerten und geringe Veränderungen im Körpergewicht (Quist et al. 2006). Eine Verbesserung der Lebensqualität zeigen Untersuchungen mit Mammakarzinompatientinnen, die nach der Akutphase ein kraftbetontes Training durchgeführt haben (Herrero et al. 2007).

Die zahlreichen Untersuchungen zeigen, dass körperliche Trainingsprogramme bei Krebspatienten während der Akutphase nicht nur durchführbar, sondern auch empfehlenswert sind. Die positiven Effekte einer körperlichen Aktivität während der Therapie steigern die kardiovaskulären und muskulären Funktionen und führen somit zu einer Verbesserung des psychischen

Zustandes sowie einer Zunahme der Selbstständigkeit, Selbstachtung und einer leichteren gesellschaftlichen Reintegration, womit das Ziel des Sports als Therapeutikum in der Mammakarzinombehandlung erreicht wird (Dimeo et al 1999).

5.4.4 Sport- und Bewegungstherapie in der Palliativmedizin

Bei einer malignen Erkrankung, die nicht kurativ behandelbar ist, erfolgt die Therapie unter palliativer Intention. Eine palliative Therapie dient nicht der Heilung einer Grunderkrankung, sondern dazu den Verlauf der Erkrankung zu verzögern und eventuelle Nebenwirkungen zu lindern (Radbruch / Nauck / Aulbert 2000). Ziel der palliativen Therapie ist es, eine Tumorstabilität und den Erhalt bzw. die Wiederherstellung der Lebensqualität des Patienten zu erreichen (Linck 2008). Die physiotherapeutischen Maßnahmen von Patienten der Palliativstation oder im Hospiz dienen hauptsächlich der Linderung von Begleitsymptomen der medikamentösen Therapie wie z.B. Immobilität, Kontrakturen, Inkontinenz[43], Lähmungen und Obstipationen[44] und sind überwiegend passive Anwendungen, d.h. Anwendungen, bei denen der Patient nicht aktiv mitarbeiten muss. Aktive Therapien zur Aufrechterhaltung bzw. zur Steigerung der Mobilität werden auf den Stationen kaum durchgeführt, obwohl diese mit Transferübungen aus dem Bett zum Rollstuhl und zum Waschbecken zu einer Entlastung des Pflegepersonals und zu einem Krafterhalt der Muskulatur der Patienten führen könnte (Schüle 2006). Das körperliche Training soll den Patienten die verbliebenen Möglichkeiten und Stärken aufzeigen, um aktiv und mobil am Leben teilzunehmen. Jede körperliche Aktivitäten in der Terminalphase[45] sind freiwillig und eine „Therapieverweigerung" sollte wertfrei akzeptiert werden, da der Wille des Patienten in dieser Phase absolute Priorität hat (Link 2008). Die Inhalte der Bewegungstherapie sind unter Berücksichtigung des phasenförmigen Auf und Ab des Patienten und seinen momentanen

---

[43] Unvermögen etwas zurückzuhalten (Harn, Stuhl)

[44] Akute oder chronische Verstopfung des Darmes

[45] Terminalphase umfasst einen zeitlich begrenzten Lebensabschnitt unmittelbar vor dem Tode

Wünschen einer Flexibilität unterworfen. Aus diesem Grund stellt die Planung einer palliativen Bewegungstherapie eine hohe Anforderung an den Therapeuten (Nieland / Schönleiter 2000).

5.4.5 Sport- und Bewegungstherapie bei und nach einem Lymphödem

Eine Sporttherapie nach einer Mammakarzinomerkrankung, insbesondere ein Krafttraining, wurde lange Zeit als kontraindiziert angesehen, da die Entstehung eines Lymphödems befürchtet wurde. Aktuelle Studien widerlegen inzwischen diese Meinung und befürworten ein Krafttraining neben einem Ausdauertraining in der Mammakarzininomtherapie, da keine negativen Einflüsse auf ein Lymphödem entstehen und eine signifikante Verbesserung in Körpergewicht, Fettmasse und Kraft festgestellt werden kann. Ein Krafttraining ist so im Sinne der Tertiärprävention wirksam (Courneya 2002, Battaglin et al. 2007). In einer Studie von Kolden et al. 2002 wurde über 16 Wochen dreimal in der Woche eine Sporttherapie, bestehend aus einem Aufwärmtraining, Dehnung, einem aeroben Training und einem Krafttraining durchgeführt und die Auswirkungen auf den Blutdruck, die Herzfrequenz, das Gewicht, das Körperfett, die Ausdauerleistungsfähigkeit, die Kraft sowie die Lebensqualität gemessen, die sich im Verlauf der Studie verbessert haben. Bei keinem der Teilnehmer entstand während der Therapie ein Lymphödem (Kolden et al. 2002). Schmitz et al. untersuchten bei Mammakarzinompatienten speziell die Auswirkungen eines Krafttrainings auf ein Lymphödem. Das Auftreten eines Lymphödems war in der Krafttrainingsgruppe seltener als in der Kontrollgruppe. Ein Anschwellen des Arms um 5% oder mehr war in der Krafttrainingsgruppe mit 11% und in der Kontrollgruppe mit 12 % ähnlich hoch. Verglichen mit der Kontrollgruppe zeigten sich bei der Krafttrainingsgruppe ein geringerer Schweregrad der Lymphödemsymptomatik. Zudem wird eine Verbesserung der Gesamtkörperkraft beschrieben (Schmitz et. al.2009).

Durch das Krafttraining wird die Muskel-Venen-Pumpe aktiviert und bewirkt parallel zu einem Kompressionsstrumpf eine Verminderung eines

Lymphödems[46] durch einen erhöhten lymphatischen und venösen Rückfluss bei einem verminderten Übertritt dieser in das Interstitium. Trotz der guten Ergebnisse der bisherigen Studien werden noch weitere größere Untersuchungen benötigt, um die Erfolgswirksamkeit einer Sporttherapie für Patienten mit einem Lymphödem nach einer Mammakarzinombehandlung zu untersuchen (Bicego et al. 2006).

5.4.6 Therapieplanung

Die Therapieplanung in der Sport- und Bewegungstherapie bei onkologischen Erkrankungen ist aufgrund der vielen verschiedenen Mechanismen, die eine wichtige Rolle spielen, ein anspruchvolles Gebiet in der Rehabilitation (Baumann / Schüle 2008). Vor dem Beginn einer Sport- und Bewegungstherapeutischen Intervention steht die Bestimmung des Ist-Zustandes, der augenblicklichen körperlichen und psychischen Leistungs- und Belastungsfähigkeit sowie des situativen und psychosozialen Umfeldes. Im Mittelpunkt jeder Therapieplanung sollte der Patient und nicht nur die Erkrankung selber stehen (Nellessen / Froböse 2003). In der sport- und bewegungstherapeutischen onkologischen Therapieplanung müssen vier Hauptfaktoren berücksichtigt werden. Vorab ist die Krebsentität ein entscheidender Punkt für die Therapieplanung. Als zweiter Punkt ist das Stadium der Erkrankung mit Informationen über das Vorhandensein von Metastasen bzw. die betroffenen Organe zu nennen. Des Weiteren ist für die Therapieplanung die Behandlungsphase wichtig, da die Gestaltung der Therapie in der Akutphase eine andere im Vergleich zur Rehabilitationsphase ist. Als letzter Punkt sind die Nebenwirkungen der Erkrankung und der medizinischen Therapie zu nennen, die in der Akutphase sehr relevant sind. Die Nebenwirkungen bewirken eine Schwankung der Tagesform des Patienten, weshalb der Therapieplan individuell angepasst werden muss (Baumann / Schüle 2008).

---

[46] Zwischenraum bei Organen oder Teilen von Organen

5.4.7 Kontraindikationen

Vor dem Beginn einer Sport- und Bewegungstherapie ist abzuklären, ob dieses für den Patienten sinnvoll ist und keine Kontraindikationen vorliegen. Der betreuende Arzt ist für die Therapie des Patienten verantwortlich, daher ist sein Einverständnis notwendig, welches bei der Teilnahme vorliegen muss (Graf et al. 2005). Im Folgenden werden Erkrankungen aufgelistet, bei denen eine Sport- und Bewegungstherapie kontraindiziert ist. Zu den Kontraindikationen für eine Sport- und Bewegungstherapie während der Krebstherapie kommen neben den üblichen wie z.B. eine dekompensierte Herzinsuffizienz[47], eine instabile Angina pectoris[48], ein labiler Hypertonus[49], Bewusstseineinschränkungen, starke Schmerzen, Kreislaufbeschwerden/ Schwindel, eine akute Blutung, ein Infekt und Fieber mit einer Temperatur über 38,0 °C, weitere indikationsspezifische Kontraindikationen (Dimeo 2001/b / Baumann & Schüle 2008). Zu diesen zählen für ein Ausdauertraining ein Thrombozytenwert von unter 10.000, Hämoglobin[50] unter 8g/dl Blut an den Tagen der Gabe kardio- oder nephrotoxischer[51] Chemotherapeutika. Als Kontraindikation für ein Krafttraining mit Krebspatienten sind Knochenmetastasen mit einer Frakturgefährdung zu nennen. In diesem Fall sollte eine Rücksprache mit einem Orthopäden gehalten werden. Trotz des großen Repertoires des Koordinationstrainings, welches ein Training in fast allen Therapiesituationen erlaubt, sollte es, neben den allgemeinen oben genannten Kontraindikationen, bei einem starken ungewöhnlichen Tremor[52], Müdigkeit /

---

[47] Unvermögen des Herzens, das Blut bedarfsgerecht zu befördern

[48] anfallsartige Enge in der Brust, hervorgerufen durch Durchblutungsstörungen des Herzmuskels mit einem sich plötzlich verändernden klinischen Bild

[49] Hypertonie bedeutet in der Medizin die Erhöhung eines Drucks oder Spannung über die Norm

[50] Als Hämoglobin (Hb) bezeichnet man den eisenhaltigen roten Blutfarbstoff in den Erythrozyten, er stellt einen wichtigen Sauerstofftransporteur im Körper dar

[51] Nephrotoxisch: Nieren schädigend

[52] unwillkürliches, sich rhythmisch wiederholendes Zusammenziehen einander entgegenwirkender Muskelgruppen

Erschöpfung, Übelkeit / Erbrechen und Konzentrationsschwächen nicht durchgeführt werden. Ein Flexibilitätstraining sollte bei einer Thrombozytenzahl von unter 20.000 nicht, bzw. bei 10.000 – 20.000 Thombozyten nur mit einer leichten Intensität und nur in Anwesenheit eines Therapeuten durchgeführt werden. Das gilt ebenso bei Vorhandensein von Knochenmetastasen an den Dehnbereichen (Baumann 2008). Trotz der oben aufgeführten Kontraindikationen für eine Sport- und Bewegungstherapie sollte Bettruhe vermieden und in dieser Zeit eine passive Therapie durchgeführt werden, um einer Pneumonie und Bewegungsmangelerkrankungen vorzubeugen (Baumann/ Schüle 2008).

5.5 Mechanismen der Sporttherapie

Seit Mitte der 1990er Jahre ist durch die internationale Public-Health-Diskussion zum Thema Bewegung und Gesundheit das Konzept des „Gesundheitssports" immer bedeutender geworden (Brehm / Rütten 2004). Die veränderten Lebensbedingungen mit stundenlangem Sitzen am Arbeitsplatz, im Auto oder in der Freizeit gehören zum Alltag vieler Menschen. Im WHO-Bericht von 2002 wird auf einen Zusammenhang zwischen Bewegungsumfang und dem Auftreten von Zivilisationskrankheiten, wie z.B. Bluthochdruck und Übergewicht, hingewiesen (WHO 2004). Durch körperliche Aktivität kann es zu einer Halbierung des Koronarrisikos über die positive Beeinflussung verschiedener Risikofaktoren kommen (Berlin / Colditz 1991). Neben den präventiven Effekten einer körperlichen Aktivität wird Bewegung zunehmend auch bei chronischen Erkrankungen als Therapeutikum eingesetzt, und es gibt kaum noch eine Erkrankung, bei der Bewegungstherapie nicht als Co-Therapeutikum empfohlen wird (Braumann / Reer / Schuhmacher 2002). Standen in den ersten Jahren die psychosozialen Auswirkungen von Sport im Vordergrund, so stehen in den letzten Jahren auch physiologische, immunologische und hormonale Aspekte im Interesse von Studien, die einer möglichen kanzeroprotektiven Wirkung von Bewegung und Sport im Sinne der Primärprävention nachgehen (Graf 2008). Leyk beschreibt, dass die Muskulatur, neben der Fähigkeit zur Kontraktion, über hormonelle und vegetative Umstellungen, die durch muskuläre Arbeit ausgelöst werden, einen Einfluss auf die Psyche und das Immunsystem nimmt und so eine präventive Wirkung auf verschiedene Systeme ausüben kann (Leyk 2009). Die Mechanismen, die in der Primärprävention eine Risikoreduzierung bewirken, können möglicherweise die Rezidivrate einer Krebserkrankung senken und das Überleben steigern (Graf et al. 2006). Eine wesentliche Voraussetzung für die Reduktion der Risikofaktoren ist die Adaptation des Körpers an eine durch Trainingsbelastung erhöhte Leistungsanforderung mit einer funktionellen und morphologischen Veränderung. Jedes Funktionssystem verfügt über ein eigenes Anpassungspotential (Schnabel et al. 2003). Neben einer erhöhten Leistungsanforderung ist die Einhaltung einer ausreichenden Erholungsphase wichtig, da die gewünschten Adaptationsvorgänge in der Erholungsphase ablaufen und diese benötigen (de Marées 2003, Dimeo 2006).

5.5.1 Kardiovaskuläre und muskuloskelettare Auswirkungen von Sport

Eine körperlich-sportliche Aktivität kann zu einer Stärkung der physischen Gesundheitsressourcen beitragen, da über eine Aktivierung des Muskelsystems komplexe Anpassungsmechanismen ausgelöst werden. Wie in Abschnitt 5.4.1 beschrieben, resultiert aus einer chronisch unterhalb einer bestimmten Reizschwelle gehaltenen Beanspruchung der Organe und Körpersysteme eine Funktions- und Leistungseinbuße, die im weiteren Verlauf zu Inaktivitätsatrophien und einem krankhaften Zustand führen kann (Hollmann / Strüder 2009). Eine körperlich-sportliche Aktivität kann die Risikofaktoren einer Vielzahl weiterer Zivilisationskrankheiten positiv beeinflussen, wie z.B. koronare Herzerkrankungen, Bluthochdruck, Diabetes Typ II, Osteoporose und Adipositas. Neben einer präventiven Wirkung kann Sport bei diesen Erkrankungen auch schmerzlindernd wirken (WHO 2004). Die Mechanismen einer Sporttherapie, die zu den unter 5.4.2. genannten Zielen führen, beruhen bei einem Ausdauertraining auf einer Verbesserung der allgemeinen Leistungsfähigkeit über eine Ökonomisierung der Herzarbeit. Die Ökonomisierung bewirkt, dass der Herzmuskel selbst weniger Sauerstoff benötigt, die Herzfrequenz reduziert wird, das Herzzeitvolumen herabgesetzt wird und es zu einer Vernetzung der Gefäße durch Kollateralen kommt (Hollmann / Strüder 2009). Schon nach 2-8 Wochen stellen sich erste Anpassungserscheinungen nach einem regelmäßig durchgeführten

Ausdauertraining ein (Baumann 2008). Bedingung für eine Verbesserung ist ein Reiz, der entsprechend hoch ist, um eine Veränderung am Körper zu bewirken. Der Trainingsreiz ist an den Trainingsumfang gebunden, der durch die Intensität, die Dauer und Häufigkeit eines Trainings definiert wird (De Marées 2003). Bei einem Krafttraining sind nach wenigen Trainingseinheiten Verbesserungen in der Kraftentwicklung erkennbar, wodurch eine Muskelatrophie verhindert wird (Baumann 2008). Dabei bedarf es, simultan zum Ausdauertraining, eines entsprechenden Reizes, der über einer entsprechenden Intensitätsgrenze liegen muss. Nach wenigen Trainingseinheiten sind Verbesserungen in der Kraftentwicklung erkennbar, nach einigen Wochen eine Vergrößerung der Muskelfasern und eine Anpassung des passiven Bewegungsapparates (Weineck 2010).

5.5.2 Immunologische Effekte von Sport

Das Interesse an den Auswirkungen einer körperlichen Aktivität auf das Immunsystem ist in den letzten Jahren gewachsen. Bei einigen Krebsarten wurde gezeigt, dass die Tumorzellen vom Immunsystem erkannt und angegriffen wurden (Dimeo et al. 2006). Eine körperliche Belastung wirkt sich in unterschiedlicher Weise auf die Bestandteile des Immunsystems aus. Eine Ursache der Veränderung des Immunsystems sind unter anderem die während einer körperlichen Aktivität ausgeschütteten Hormone, speziell Katecholamin und Kortisol (Graf 2008). Nach Westerlind werden die zytotoxischen T-Zellen, die natürlichen Killerzellen (NK-Zellen), die lymphoaktivierenden Killerzellen[53] und die Makrophagen durch eine körperliche Aktivität beeinflusst (Westerlind 2003). In vielen Studien wird der Anstieg der NK-Zellen, der bei oder nach einem Ausdauertraining auftritt, als ein Mechanismus angesehen wird, der zu einer Veränderung der Tumorhäufigkeit und des Tumorwachstums führen kann (vgl. Schulz / Peters / Michna 2005). Eine Aktivierung der NK-Zellen, der Makrophagen und der Granulozyten wurde in einer Studie mit Brustkrebspatienten nachgewiesen, bei der über einem Zeitraum von ca. sieben

---

[53] Gruppe der Lymphozyten, die in der Lage sind bestimmte Tumorzellen aufzulösen

Monaten zwei- bis dreimal in der Woche ein moderates Ausdauertraining durchgeführt und alle sechs Wochen die immunologischen und psychologischen Parameter bestimmt wurden (Peters et al. 1994). Uhlenbruck erklärt die immunologische Wirkung des Sports mit einer Doppelstrategie. Ein sportliches Training führt einerseits im Körper zu einem muskulären Gewebestress, der sich positiv auf die Immunfunktion auswirkt und bewirkt andererseits, über die mentale Ebene, durch die Faktoren Spaß, Freude und Erfolg, eine Stärkung des Immunsystems (Uhlenbruck 2001).

5.5.3 Endokrinologische Effekte von Sport

Die Auswirkungen einer körperlichen Aktivität auf den menschlichen Körper sind sehr komplex. Epidemiologische Studien zu hormonabhängigen Tumoren zeigen einen präventiven Effekt von körperlicher Aktivität, durch den eine belastungsbedingte Veränderung der Hormonspiegel von Östrogen und Progesteron entsteht (Thune et al. 1997). Veränderungen des zyklischen Hormonspiegels führen bei Ausdauersportlerinnen zu einer späteren Menarche, einer früheren Menopause und häufiger zu anovulatorischen Zyklen als bei Nichtsportlerinnen (Lötzerich et al. 2001). Eine frühe Menarche, Nullipara bzw. eine späte Geburt und eine späte Menopause zählen zu den Risikofaktoren eines Mammakarzinoms (siehe 2.4) (Graf 2008). In der postmenopausalen Phase werden die im Blut zirkulierenden Östrogene hauptsächlich aus Vorstufen gebildet, die bei körperlich aktiven Frauen in einer geringeren Konzentration vorliegen als bei Frauen mit wenig Bewegung (Siegmund-Schultze 2009). Neben den Hormonspiegeln von Östrogen und Progesteron gilt der Insulin-like Growth Faktor 1 (IGF1), der die Karzinogese unterstützt, als weiterer hormoneller Parameter, was im Rahmen der „Nurses Health Study" nachgewiesen wurde (Nguyen / Mougin / Simon-Rigaud 1998). Ein moderates Ausdauertraining mit einem Umfang von 150 Minuten pro Woche führt zu einer Senkung der Konzentration von IGF1 (Levin et al. 2009). Als dritter Wirkmechanismus ist eine Hyperinsulinämie mit einem erhöhten Brustkrebsrisiko zu nennen, die zu einer erhöhten Verfügbarkeit von IGF1 führt. Über eine Erhöhung des Bewegungsumfanges und dadurch des

Energieverbrauchs übt körperliche Aktivität einen positiven Einfluss auf diesen metabolischen Prozess aus (Graf 2008).

Wie die Tumorgenese und das Tumorwachstum ein multifaktorielles Geschehen ist, beeinflusst körperliche Aktivität viele Organsysteme und stößt komplexe sich wechselseitig beeinflussende Regelkreise an. So lassen sich die Effekte einer körperlichen Aktivität, wie die Beeinflussung von Sexualhormonen, schwer von den allgemeinen Effekten, wie der Regulation des Energiehaushaltes und des Körpergewichtes, trennen (Siegmund-Schulz 2009).

In Tabelle 1 sind die verschiedenen Wirkungsweisen von Sport auf den menschlichen Organismus zum besseren Überblick aufgeführt.

Tabelle 1: Ausgewählte Wirkungen körperlich-sportlicher Aktivität auf physiologische Funktionsbereiche (verändert nach Banzer/Knoll/Bös 1998)

Kardiovaskuläre Auswirkungen:
- Verbesserung des Sauerstoffaufnahmevermögens und der Sauerstoffkapazität - Senkung der Herzfrequenz - Erhöhung der Koronar- und Gefäßdurchblutung - Senkung des arteriellen Blutdrucks
Muskuloskelettare Auswirkung:
- Erhalt bzw. Vermehrung und Vergrößerung der Mitochondrien - Muskelquerschnittszunahme oder -erhalt - Vorbeugung einer Muskelatrophie - Verbesserte lokale Sauerstoffausnutzung durch eine erhöhte Kapillarisierung
Immunologische Auswirkung:
- vermehrte zytotoxische T-Zellen - vermehrte natürliche und lymphoaktivierende Killerzellen - Anstieg der Makrophagenanzahl
Endokrinologische Auswirkung:
- Veränderung des Sexualhormonhaushaltes (Östrogen/Progesteron) - Senkung der Konzentration von IGF1 - Verminderte Hyperinsulinämie

5.5.4 Psychosoziale Auswirkungen von Sport

Die Diagnose über eine maligne Erkrankung und deren Behandlung ist häufig mit Nebenwirkungen und einer abnehmenden Lebensqualität verbunden. Die psychologischen Folgeerkrankungen einer Krebserkrankung umfassen Depressionen, ein Angstgefühl und eine abnehmende Selbsteinschätzung (Courneya / Friedenreich 1999). Neben den therapiebedingten Nebenwirkungen nehmen die seelischen Belastungen einen großen Stellenwert ein. Besonders in nicht kurativen Situationen stellt das Wissen um eine nicht heilbare Erkrankung für den Patienten und deren Familie eine schwere Last dar (Link 2008). Körperliche Aktivität bewirkt eine positive Beeinflussung der Psyche und des Wohlbefindens, geringe Depressionstendenzen, eine verringerte Müdigkeit sowie eine Steigerung der Vitalität (Brehm 1998). Blanchard / Stein / Courneya bestätigen in einer Studie mit 3241 Krebsüberlebenden verschiedener Entitäten eine positive Beziehung zwischen einer körperlichen Aktivität und der Lebensqualität (Blanchard / Stein / Courneya 2010). In einer Metaanalyse konnten Crews und Landers zeigen, dass ausdauertrainierte Personen eine signifikant bessere Stressreaktivität aufweisen (Crews / Landers 1987). Zu gleichen Ergebnissen kamen Alfermann / Stoll, die neben einem aeroben Ausdauertraining die Auswirkungen von Entspannungsverfahren untersuchten (Alfermann / Stoll 1997). Ein weiterer positiver Effekt des Sports ist die Wirkung auf das Selbstwertgefühl. Personen mit einem hohen Selbstwertgefühl zeigen weniger Anzeichen psychischer Instabilität und psychosomatischer Erkrankungen (Alfermann 1998). Neben den beschriebenen psychischen Effekten hat Sport eine große soziale Bedeutung. Die in einer Gruppe durchgeführte Bewegungstherapie führt zu einem verringerten Isolationsgefühl und fördert den Informationsaustausch über die Therapie, Ärzte und komplementäre Medizin unter den Betroffenen (Uhlenbruck 2001). Das gemeinsame Sporttreiben in Form von Mannschaftssportarten bzw. ein individuelles Training in Gruppenform gibt die Möglichkeit, Vertrauen zu sich selbst und seinen Mitstreitern aufzubauen, gegenseitige Rücksicht zu erlernen und seine eigenen Grenzen zu erfahren. Die Geselligkeit des Sportes hilft den Patienten, sich aus einer möglichen Isolation lösen zu können und Personen mit dem gleichen Schicksal kennen zu lernen (Arent / Rogers / Landers 2001). Ein therapiebegleitendes und rehabilitatives Training hat somit das Ziel, über einen Erhalt oder eine Verbesserung der physischen Leistungsfähigkeit die psychischen und sozialen Beeinträchtigungen zu verringern, um damit eine Beschleunigung des Heilungsprozesses zu erreichen (Froböse / Fiehn 2003).

5.6 Dosis-Wirkungs-Zusammenhänge von Sport und Bewegung

Ein Zusammenhang von körperlicher Aktivität und der Adaptation des Körpers ist evident. Ungeklärt ist, neben der Frage nach der Art der Zusammenhänge, die Frage über die Existenz eines möglichen Schwellenwertes (Woll / Bös 2004). Aus diesem Grund wird der Dosis-Wirkungs-Zusammenhang in der

Wissenschaft, mit dem Ziel eine Empfehlung für ein gesundheitsorientiertes Training aussprechen zu können, kontrovers diskutiert (Samitz 1998). Während in einer Studie von Rockhill die größte Risikoreduktion bei einer moderaten körperlichen Aktivität angegeben wird (Rockhill 2001), beschreibt Pandolf eine lineare Beziehung zwischen Dosis und den zu erwartenden Gesundheitseffekten (Pandolf 2001). Die Dosis-Wirkungs-Beziehung kann durch verschiedene Faktoren, wie Geschlecht, klinischer Status, Risikoprofil, Ausgangsleistung und Medikamentenkonsum individuell beeinflusst werden (Samitz / Baron 2002). Obwohl in den 80er und 90er Jahren sportartspezifische Empfehlungen ausgesprochen wurden, kam es zu einem Anwachsen der Prävalenz kardiovaskulärer Risikofaktoren wie Übergewicht, Hypertonie und Diabetes mellitus. Inzwischen werden keine Sportprogramme mehr empfohlen, sondern es wird zu einem aktiven Lebensstil geraten (Weisser / Preuß / Predel 2010).

Der Trainingsbereich jedes Einzelnen ist von der Erkrankung und der individuellen Leistungsfähigkeit abhängig. Sowohl ein zu starkes Training als auch Inaktivität wirkt sich schädigend auf den Körper aus (Weineck 2009). Durch ein Training mit einem zu großen Umfang nimmt die Rate der unerwünschten Wirkungen zu, welches sich primär in einer erhöhten muskuloskelettären Verletzungsrate äußert (Colbert / Hootmann / Macera 2000). Ein Beispiel für die verschiedenen indikationsspezifischen Angaben zur Dosis-Wirkungs-Beziehungen zeigen die folgenden Aussagen. Rothenbacher nennt einen gesundheitlichen Nutzen von sportlicher Aktivität im Sinne der Risikoreduktion einer Herzerkrankung durch eine Wochenstunde Bewegung im Vergleich zu Inaktiven um 15%. Bei einer Verdopplung der Aktivität auf 2 Stunden pro Woche reduziert sich das Erkrankungsrisiko bereits auf 40% und bei mehr als 2 Stunden pro Woche auf 61% (Rothenbacher 2003).

Die Dosis-Wirkungs-Beziehung zwischen körperlicher Aktivität und dem Risiko an einem Mammakarzinom zu erkranken wird von Holmes et al. mit der Höhe des Kalorienverbrauchs angegeben. Eine körperliche Aktivität mit einem

Kalorienverbrauch von 3 MET[54] pro Stunde pro Woche senkt das Risiko um 26%. Ein MET entspricht etwa einem Energieverbrauch von 1 kcal/kg Körpergewicht und Stunde (Siegmund-Schultze 2009). 3 MET pro Stunde entsprechen einem Walking-Training auf ebener Fläche. Als Empfehlung werden 3 bis 5 Stunden Walking pro Woche ausgesprochen (Holmes et al. 2005). Des Weiteren ist eine Dosisabhängigkeit zu erkennen, die eine Risikoreduktion um 18% bei einer körperlichen Aktivität von 5,1-10,0 MET/h/Woche bis zu 22% bei 40 MET/h/Woche umfasst (McTiernan et al. 2003). Den Umfang einer körperlichen Aktivität für eine Risikoreduktion in energetischer Belastung anzugeben, scheint sehr sinnvoll und ist aus dem Bereich der Herzinfarktrisikoreduzierung bekannt. Hier findet sich die geringste Häufigkeit für einen Tod durch Herzinfarkt bei einem Verbrauch von 2000-3000 kcal pro Woche bzw. 300-400 kcal pro Tag (Paffenbarger / Wing / Hyde 1978). Angaben zur Umrechnung verschiedener Sportformen in Kalorien zeigt Tab. 2.

Tabelle 2: Kalorienverbrauch pro 10 Minuten Sport in Abhängigkeit vom Körpergewicht (Graf / Rost 2005)

Tätigkeit	Körpergewicht		
	55-60	65-70	80
Gehen			
3 km/h	29	35	40
6 km/h	52	62	72
Radfahren			
10 km/h	42	50	58
21 km/h	89	107	124

---

[54] MET: metabolic equivalent, Stoffwechselumsatz eines Menschen bezogen auf den Ruheumsatz im Verhältnis zu seinem Körpergewicht

5.7 Trainingsempfehlungen Mammakarzinompatienten

Inzwischen hat sich die Sport- und Bewegungstherapie in der onkologischen Rehabilitation etabliert. Konzentrierte man sich zu Beginn auf die Überprüfung einiger Bewegungsprogramme, ist die Studienlage, die die Durchführbarkeit von Trainingsinterventionen nachweist (siehe 5.4 + 5.5), mittlerweile umfangreich (Baumann 2008). Allerdings werden in der Literatur nur wenige konkrete Trainingsempfehlungen für onkologisch erkrankte Patienten in der Behandlung und Nachsorge ausgesprochen (Baumann / Bloch 2010). In Tabelle 3 werden verschiedene Übersichtsartikel aufgelistet, die sich mit der Sport- und Bewegungstherapie in den verschiedenen Phasen der Mammakarzinomtherapie befassen. Von den dreizehn Übersichtsartikeln treffen nur drei Artikel (Courneya 2002, Dimeo 2001/b, Graf et al. 2006) eine konkrete Aussage zu einer Trainingsempfehlung, von denen nur zwei Artikel (Courneya 2002, Graf et al. 2006) eine Empfehlung zur Sport- und Bewegungstherapie in der Akutphase geben. Alle anderen Artikel zählen die positiven Effekte einer körperlichen Aktivität in der Primärprävention, der Akut- bzw. in der Phase der Rehanachsorge auf, geben aber keine konkrete Trainingsempfehlung, wie Angaben zur Trainingsherzfrequenz oder Belastungsstärke.

Tabelle 3: Übersicht von Trainingsempfehlungen bei Mamma-Ca

Autor	Entität	Bewegungsform während der Therapie	Bewegungsform nach der Therapie	Trainings- empfehlungen
Courneya et al. (2002)	MaCa	Ergometertraining, "home-based exercise", Walking	Ergometertraining, "home-based exercise", Walking	Konkret für beide Phasen: 3-5 Tage/Woche 20-60 Minuten, bei 60-80%Hf. Max, 3x/Woche Ganzkörperkrafttraining a 2x10 Wdh. in den ersten Wochen mit einem Tag Pause zwischen den Einheiten, dann 2x15 Wdh., später 3x15 Wdh.

Bewegung bei Krebserkrankungen

Autor	Entität	Bewegungsform während der Therapie	Bewegungsform nach der Therapie	Trainings- empfehlungen
Courneya (2003)	MaCa	„home-based exercise", Aerobic, Ergometertraining, Walking	Gymnastik, Ergometertraining, Aerobic, Gewichtsreduktion	keine Trainings- empfehlungen, Allgemein: positive Wirkung des Sports
Dimeo (2001/a)	MaCa	Ergometertraining, Walking	Allg. Ausdauertraining	Keine Trainings- empfehlungen Allgemein: positive präventive Wirkung des Sports
Dimeo (2001/b)	MaCa	Ergometertraining, Walken	Ergometertraining, Walken	Keine Trainings- empfehlungen für Therapiezeitraum nach der Therapie: Intervallausdauer- training 1-3 Min, mit 1-3 Min. Pause bei max. 80% Hf. max.
Gauvin/Spence (1996)	MaCa	k.A.	k.A.	Keine Trainings- empfehlungen Allgemein: positive präventive Wirkung des Sports
Kushi et al. (2006)	MaCa	k.A.	k.A.	Keine Trainings- empfehlungen Allgemein: positive präventive Wirkung des Sports
Monninkhof et al. (2007)	MaCa	k.A.	k.A.	Keine Trainings- empfehlungen Allgemein: positive präventive Wirkung des Sports
McTiernan (2003)	MaCa	k.A.	„Brisk-Walking"	keine Trainings- empfehlungen Allgemein: Körperliche Aktivität in der Nachsorge senkt Rezidivrate
Matthews (2001)	MaCa	k.A.	„berufliche Tätigkeit", Walking, Rad fahren	keine Trainings- empfehlungen Allgemein: Risikoreduktion durch körperliche Aktivität

Autor	Entität	Bewegungsform während der Therapie	Bewegungsform nach der Therapie	Trainings-empfehlungen
Thune (1997)	MaCa	k.A.	k.A.	Keine Trainings-empfehlungen Allgemein: Risikoreduktion durch körperliche Aktivität Konkret: 4 Stunden Sport pro Woche
Holmes et al. (2005)	MaCa	k.A.	k.A.	keine Trainings-empfehlungen Allgemein: Senkung der Rezidivrate durch Erhöhung des Energieumsatzes
Graf et al. (2006)	MaCa	Walking, Ergomtertraining	Walking, Ergomtertraining	Allgemein: Senkung der Rezidivrate durch Erhöhung des Energieumsatzes Konkret: In der Therapie 3x/Woche 20-30 Min Ergometertraining Nach der Therapie 3-5x/Woche 20-30 Min Ergometertraining
Visovsky (2006)	MaCa	Aerobic, Krafttraining	K.A.	Keine Trainings-empfehlungen Allgemein: positive präventive Wirkung des Sports

Die aktuelle Studienlage bestätigt die Relevanz der Sport- und Bewegungstherapie in den verschiedenen Phase der onkologischen Therapie und zeigt, dass neben der Durchführbarkeit von bewegungstherapeutischen Interventionen in der Onkologie nun auch methodische Fragestellungen untersucht werden müssen (Baumann / Bloch 2010). Ein vermehrter Einsatz der Sport- und Bewegungstherapie in der Behandlung setzt voraus, dass möglichst viele in Kliniken und Praxen tätige Ärzte mehr Sicherheit im Umgang mit der indikationsbezogenen Anwendung des Therapeutikums „Bewegung" gewinnen müssen (Samitz / Baron 2002).

5.8 Auszug aus dem Indikationskatalog der Sporttherapie bei Mammakarzinom

Tabelle 4 zeigt eine indikationsspezifische Ausführung gemäß der Schädigung und Beeinträchtigung unter dem Aspekt der sporttherapeutischen Zielsetzung. Mit der Konzeption ist der planerisch-entwickelnde Teil der sporttherapeutischen Arbeit gemeint. Dieser Teil kann sich sowohl auf die Gesamtkonzeption einer sporttherapeutischen Abteilung beziehen, als auch auf die Planung und Entwicklung einer Übungseinheit in Abhängigkeit von der Indikation des Patienten. Mit der Realisation ist die Umsetzung der eigentlichen sporttherapeutischen Arbeit gemeint. In der Evaluation kommt es zur Überprüfung der Therapieziele (Huber / Schüle 2004). Zu berücksichtigen sind immer die individuell noch vorhandenen Möglichkeiten der Kompensation von Aktivitäten.

Tabelle 4: Indikationskatalog Sporttherapie, Innere Erkrankungen – Krebserkrankungen (Mammakarzinom) (vgl. Schüle / Schnieders 2004, 307)

Konzeption:	
Impairment (Struktur und Funktion):	Mastektomie, Tumorektomie, Lymphödem
Med. Maßnahmen:	OP, Strahlentherapie, Chemo- und Hormontherapie, Lymphdrainage
Einschränkung der Aktivitäten:	Leistungsminderung, Bewegungseinschränkung in Arm / HWS / Schulter, Haltungsabweichungen, Nebenwirkungen der Medikation
Einschränkung der Partizipation:	Emotionale Störungen, Depression, Beeinträchtigung des Selbstwertgefühls, mögliche Isolation, Einschränkung der Activity of Daily Life, Schlafstörungen, Beeinträchtigung der Körperwahrnehmung, Berufswechsel / Berentung
Sporttherapeutische Zielsetzung:	Verbesserung der spezifischen Beweglichkeit, Haltungsschulung, Koordinationsschulung, Schulung der Körperwahrnehmung
Realisation:	
Sporttherapeutische Intervention in der Prävention, Rehabilitation und im Heilmittelsektor:	Auf physischer Ebene: Training von Koordination, Beweglichkeit, Flexibilität an Land und im Wasser Auf psycho-sozialer Ebene: positive Bewegungserfahrung, Patientenschulung, Motivation, Abbau von Hemmungen Ergänzende Leistungen: Teilhabe am gesellschaftlichen Leben, u.a. durch Überleitung in eine wohnortnahe, indikationsspezifische Rehasportgruppe, stufenweise Wiedereingliederung
Evaluation:	
Dokumentation und sporttherapeutisches Assessment:	Tests zur Beweglichkeit und der Koordination, Befindlichkeitsmessungen, Lebensqualitätsmessungen
Kontraindikationen:	Starkes Lymphödem, Knochenmetastasen

6 Rehabilitation

Für ein besseres Verständnis der Sport- und Bewegungstherapie als Teil der Rehabilitation sollen im Folgenden die strukturellen Gegebenheiten der Rehabilitation in Deutschland dargestellt werden. Blumenthal und Jochheim definieren den Begriff Rehabilitation als einen umfassenden und einheitlichen Prozess, in dem ein körperlich, seelisch, geistig oder sozial beeinträchtigter oder langfristig Behinderter oder ein von Behinderung Bedrohter mit differenzierten und fachgerechten Hilfen der Gesellschaft lernt, seine Behinderung zu beheben oder zu verringern. Durch die Entfaltung verbliebener Fähigkeiten und Begabungen sollten Beeinträchtigungen ausgeglichen werden, damit eine angepasste Stellung in der Gesellschaft gefunden und eine Stelle im Arbeitsleben eingenommen werden kann. (Blumenthal / Jochheim 1976). Bis 1957 folgten die Rehabilitationsmaßnahmen vorrangig einer Kausalorientierung und waren für Kriegs- und Arbeitsopfer vorgesehen, seit 1961 stehen sie auch Sozialhilfebedürftigen zur Verfügung. 1974 wurde die Rehabilitation mit dem Rehabilitationsangleichungsgesetz und der Hinzunahme der Krankenkassen stärker final ausgerichtet, womit das Ziel der Rehabilitation im Vordergrund steht. Dieses wurde 2001 vom Sozialgesetzbuch IX mit dem Untertitel „Rehabilitation und Teilhabe behinderter Menschen" abgelöst (Schüle / Jochheim 2004).

6.1 Rechtliche Grundlage der Rehabilitation

Die medizinische Rehabilitation dient der Beseitigung von Funktionsstörungen und steht Betroffenen laut Sozialgesetzbuch (SGB) IX zur Verfügung, sofern eine Rehabilitationsbedürftigkeit und Fähigkeit vorliegt und von einer positiven Rehabilitationsprognose ausgegangen werden kann (DKG 2008). In der Bundesrepublik Deutschland existiert ein gegliedertes Sozialsystem, in dem aktuell sieben verschiedene Träger für die Rehabilitation verantwortlich sind. Neben den gesetzlichen Krankenkassen und dem Rentenversicherungsträger sind als weitere Träger die Bundesanstalt für Arbeit, die gesetzliche Unfallversicherung, die Träger der sozialen Entschädigung bei

Gesundheitsschäden, die Träger der Sozialhilfe und die öffentliche Jugendhilfe zu nennen (Schüle / Jochheim 2004). Die rechtliche Grundlage für die Rentenversicherung bildet hierfür das SGB VI mit den § 9-15 und § 31. Die Krankenversicherung ist im SGB V mit dem § 27 und § 40 verankert. Die Rentenversicherungen kommen für die entstehenden Kosten einer Rehabilitation auf, sofern sie die Erwerbsfähigkeit des Patienten positiv beeinflussen kann und so eine Erwerbsunfähigkeit abgewendet werden kann. Es gilt der Leitsatz „Rehabilitation vor Rente". Die Krankenkassen übernehmen die Kosten der Rehabilitation für Patienten, die nicht mehr im erwerbsfähigen Alter sind, um einer drohenden Behinderung oder Pflegebedürftigkeit vorzubeugen bzw. diese zu beseitigen. Hier gilt der Leitsatz „Rehabilitation vor Pflege" (Berger / Klein 2000, Feger / Thomeit 2003).

6.2 Onkologische Rehabilitation

Eine onkologische Rehabilitation umfasst in ihrer Gesamtheit die physischen, psychischen und sozialen Aspekte (Hahn 2006). Ziel der onkologischen Rehabilitation ist es, die entstandenen Folgen und Beeinträchtigungen der Primärbehandlung dieser Erkrankung zu beseitigen oder sie so weit wie möglich zu mildern, damit die Patienten ein ungehindertes Leben führen können. Die Folgen einer Primärbehandlung können ganz verschieden sein und sich individuell unterschiedlich im physischen, psychischen und sozialen Bereich äußern (Berger / Klein 2000, Eiermann / Böttger 2001). Die Rehabilitation auf der physischen Ebene beinhaltet die Wiederherstellung und den Erhalt von Wohlbefinden, Funktionsfähigkeit, Beschwerde- und Schmerzfreiheit und ein hohes Maß an Autonomie bei einer Pflegebedürftigkeit. Der Aufbau und die Stabilisierung von Selbstsicherheit und Selbstwertgefühl auf der Ebene der psychischen Rehabilitation nehmen gerade in der Mammakarzinombehandlung einen hohen Stellenwert ein. Ziele auf der Ebene der sozialen Rehabilitation sind die Wiedererlangung von Rollensicherheit in der Familie, Beruf und Gemeinschaft. Die Motivation zur Eigenverantwortung und Selbsthilfe soll hierbei besonders unterstützt werden (Hahn 2006).

Rehabilitation

Die Rehabilitation onkologischer Patienten erfolgt aufgrund der verschiedenen zu behandelnden Aspekte in einer ganzheitlichen Ausrichtung, die auf die individuellen Bedürfnisse des Betroffenen in einem interdisziplinären Team abgestimmt wird (Berger / Klein 2000).

Aufgrund der verschieden zu behandelnden Aspekte der unterschiedlichen malignen Erkrankungen, ist es wichtig, dass trotz Kürzungen und Umstrukturierungen im Gesundheitssystem eine Standardisierung und eine Evaluation von Behandlungsmethoden sowie die wissenschaftliche Forschung unerlässlich bleiben (Lübbe 2004).

6.3 Stationäre und ambulante Rehabilitation in der Onkologie

Nach Abschluss der Primärbehandlung wird eine onkologische Rehabilitationsmaßnahme gewährt. Die erste Rehabilitationsmaßnahme, die Anschlussrehabilitation, sollte innerhalb von 14 Tagen nach Abschluss der Primärbehandlung einer onkologischen Erkrankung, zu der neben der Operation auch die adjuvante Therapie zählt, angetreten werden. Des Weiteren können bis zum Ablauf von zwei Jahren Maßnahmen erbracht werden, wenn durch die Erkrankung Funktionseinschränkungen vorliegen. Im Anschluss an diesen Zeitraum gelten die allgemeinen gesetzlichen Vorgaben der Renten- und Krankenversicherungen für die Bewilligung einer Rehabilitationsmaßnahme (Feger / Thomeit 2003).

Die von den Rentenversicherungen verfolgten Ziele der Anschlussrehabilitation, die in den siebziger Jahren eingeführt wurde und stationär oder ambulant durchgeführt werden kann, folgen dem Gedanken „Reha vor Rente" und bedeuten eine schnelle Wiedereingliederung in das Arbeitsleben und damit eine Kostenersparnis. Die Krankenkassen erhoffen sich durch das Vorbeugen einer Pflegebedürftigkeit einen Vorteil (Schüle / Jochheim 2004).

Der Patient kann zwischen einer stationären oder ambulanten Rehabilitationsmaßnahme entscheiden. Aktuell werden hauptsächlich stationäre onkologische Rehabilitationsmaßnahmen angeboten und durchgeführt, wodurch kaum Wahlmöglichkeit für den Patienten besteht (Feger/ Thomeit 2003). Nicht alle Patienten nehmen das Angebot einer stationären onkologischen Rehabilitation wahr. Dies liegt zumeist daran, dass die Patienten nach einer langen Hospitalisierung durch die Erkrankung nicht wieder in eine vergleichbare Institution zurückkehren möchten. Zusätzlich wird der Erholungsfaktor zu Hause bei der Familie höher eingeschätzt als der einer stationären Rehabilitation (Baumann 2009). Eine wohnortnahe Rehabilitation bietet den Vorteil weitere Bezugspersonen mit einbeziehen zu können sowie Kontakt zur Arbeitswelt und anderen sozialen Netzen zu halten (Schüle / Jochheim 2004).

6.4 Rehabilitationssport

Aufgrund der positiven Erfahrungen im rehaklinischen Bereich kam es im Jahre 1981 zur Gründung der ersten Krebsnachsorge-Sportgruppe (Schüle 2006 & DKH 2007). Der ambulante Rehabilitationssport ergänzt bei Krebspatienten wie auch bei anderen Erkrankungen die abgeschlossenen stationären Rehabilitationsmaßnahmen. Er gehört zu den ergänzenden Leistungen der Rehabilitation und ist im SGB IX §44 verankert (Hubert / Schüle 2004). Der Rehabilitationssport ist in Deutschland durch die Rahmenvereinbarung über das Funktionstraining vom 1. Oktober 2003 in der Fassung vom 1. Januar 2007 geregelt. Diese wurde zwischen den zuständigen Dachverbänden wie dem Deutschen Behindertensportverband, der Deutschen Gesellschaft für Prävention und Rehabilitation von Herzkreislauferkrankungen, der gesetzlichen Renten- und Krankenversicherung sowie der Unfallversicherung abgeschlossen (BAR 2007).

Die Kosten für eine Teilnahme am ärztlich verordneten Rehabilitationssport werden bei gesetzlich Versicherten von den Krankenkassen und anderen Kostenträgern, z.B. Renten- und Unfallversicherung, zeitlich befristet übernommen. Die Rehabilitationsverordnung unterliegt nicht wie eine Physiotherapiemaßnahme der Heilmittelbudgetierung und kann von ärztlicher Seite allen Krebspatienten verordnet werden, ohne ein Regressbegehren erwarten zu müssen (Zimmer / Ritthaler 2002). Privat versicherte Patienten gehen in Vorleistung und können bei regelmäßiger Teilnahme eine Erstattung bekommen. Hier liegen je nach Versicherung Unterschiede vor. Der Leistungsumfang der gesetzlichen Krankenkassen umfasst eine

Kostenübernahme von 50 Übungseinheiten Rehabilitationssport, die in einem Zeitraum von 18 Monaten zu absolvieren sind. Dem Leistungserbringer, d.h. dem Sportverein wird jede Sportstunde mit 5€ pro Teilnehmer vergütet (Kuhlbach 2008). Der Rehabilitationssport dient dazu, die in der Rehabilitationsklinik erreichten Ziele zu verfestigen, Krankheiten vorzubeugen und aktuelle Behinderungen zu mildern und stellt damit das letzte Glied in der Rehabilitationskette dar. Durch die körperliche Aktivität während des Rehabilitationssportes sollen noch eventuell vorhandene gestörte körperliche, psychische und soziale Funktionen therapiert werden, womit eine Stabilisierung und Verbesserung des Selbstwertgefühls erreicht werden soll (Zimmer / Ritthaler 2002). Der Rehabilitationssport wird überwiegend von Vereinen angeboten und von teils ehrenamtlichen Übungsleitern durchgeführt (Schüle / Huber 2004). Der in Gruppenform durchgeführte Sport bietet eine ideale soziale Unterstützung, wobei festzuhalten ist, dass die klassische Reha-Sportgruppe keine „echte" Selbsthilfegruppe ist, sondern lediglich den Charakter einer solchen hat. Beide Gruppen sollen gegenseitig aufeinander aufmerksam machen und sich unterstützen (Schüle 2006). Da nicht alle Krebspatienten in der Rehabilitationsklinik Sporttherapie erhalten, ist der Rehabilitationssport in Nachsorgegruppen oft die letzte Möglichkeit, den Nutzen von Sport zu erfahren (Schüle 2001). Trotz der steigenden Krebserkrankungen ist im Vergleich zu einem bewegungstherapeutischen Angebot für Herzpatienten, das Angebot für Krebspatienten sehr gering. Im Jahre 2006 standen ca. 6500 Herz-Sportgruppen 650 Krebssportgruppen gegenüber (Schüle 2006).

6.5 Forschungshypothesen

Die vorliegende Untersuchung wurde mit dem Ziel durchgeführt, die Einflüsse durch das „sanfte Krafttraining" als bewegungstherapeutische Intervention im Vergleich zu einer Gymnastik auf physischer, psychischer und psychosozialer Ebene in der Rehanachsorge von Mammakarzinompatienten zu evaluieren. Sanftes Krafttraining wurde als Trainingsmethode ausgewählt, da sie sich bei vorausgegangenen Untersuchungen als vorteilhaft erwiesen hat (siehe 7.5.2). Ein weiteres Ziel ist es, im Anschluss eine Trainingsempfehlung für das sanfte

Rehabilitation

Krafttraining in der Rehanachsorge von Mammakarziompatienten auszusprechen zu können.

Für die Evaluation der bewegungstherapeutischen Intervention in der Rehanachsorge von Mammakarzinompatienten wird eine prospektiv angelegte, randomisierte Studie in einem Rehasportverein durchgeführt. Hierzu werden 38 Patienten in die Studie aufgenommen und in eine „Kraftsportgruppe" als Interventionsgruppe oder in eine „Gymnastikgruppe" als Kontrollgruppe randomisiert. 19 Patienten absolvieren in der „Kraftsportgruppe" verschiedene Übungen an Sequenzgeräten, während die Kontrollgruppe ausschließlich gymnastische Übungen absolviert. Mit allen Patienten wird vor Beginn (T0) der ersten Sport –und Bewegungseinheit, nach drei Monaten (T1) und nach einem halben Jahr (T2) ein Ausdauertest als Stufenbelastungstest durchgeführt. Mit der Kraftgruppe wird zusätzlich ein hypothetischer Krafttest durchgeführt. Über eine schriftliche quantitative Befragung sollen an den Untersuchungszeitpunkten mit den Fragebögen EORTC QLQ C30 sowie dem Modul BR23 somatische Beschwerden, Empfindungen, Ängste und Sorgen sowie der Gesundheitszustand und die Lebensqualität erfasst und evaluiert werden. Die beiden Gruppen werden zum Ende der Studie miteinander verglichen. In der Diskussion werden die gewonnenen Ergebnisse in Bezug zu den Daten aus der Literatur gebracht.

Fragestellung:

Für den Vergleich des sanften Krafttrainings in der Krebsnachsorge mit einer konventionellen Krebssportgruppe wurden verschiedene Forschungsfragen entwickelt, mit denen das sanfte Krafttraining als alternative sporttherapeutische Intervention überprüft wurde.

Die zentrale Fragestellung ist die Durchführbarkeit eines sanften Krafttrainings als sporttherapeutische Intervention in der Rehanachsorge von Mammakarzinompatienten. Des Weiteren ist zu beantworten, ob es Unterschiede bezüglich der Verbesserung von Ausdauer und Lebensqualität im Vergleich zu einer konventionellen Krebssportgruppe mit sanftem Krafttraining gibt.

7 Methodik

7.1 Versuchsplanung

Im folgenden Abschnitt wird die der Untersuchung zugrunde liegende Methodik vorgestellt. Zunächst werden die Probanden beschrieben, dann die Trainingsprogramme, die Testverfahren und im Anschluss die statistischen Verfahren der Datenauswertung.

Die Überprüfung der beschriebenen Hypothesen wird mittels einer prospektiven, randomisierten Studie durchgeführt, die die Einflüsse eines sanften Krafttrainings als sporttherapeutische Intervention in der Rehanachsorge von Mammakarzinompatienten untersucht.

Zur Ergebnisgewinnung wurden 38 Patienten in zwei Gruppen, eine Kraftsportgruppe als Interventionsgruppe (IG) oder in eine konventionelle Krebssportgruppe als Kontrollgruppe (KG), randomisiert.

Alle in die Studie aufgenommenen Patienten erhielten über ein halbes Jahr einmal in der Woche eine der beiden Bewegungstherapien. Die Datenerhebung für die Studie startete im Oktober 2008 und endete im Dezember 2009.

7.2 Probanden

Die Studie wurde über 15 Monate mit 38 Mammakarzinompatientinnen durchgeführt. Alle Patienten befanden sich in der post operativen und post Chemotherapie Phase. Fünf Patienten sind während der Studie ausgeschieden, sodass die Daten von 33 Patienten in das Ergebnis einfließen.

Die Patienten wurden in verschiedenen Kliniken Kiels an einen Mammakarzinom operiert und behandelt und sind im Durchschnitt 56 Jahre alt. Die Streuung reicht von 37–74 Jahren. Die meisten (je 32,4%) Patienten sind 51–60 Jahre bzw. 61-70 Jahre alt, aber eine fast ebenso große Gruppe (29,7%) ist 41-50 Jahre alt.

Die Rekrutierung erfolgte hauptsächlich durch die Zusammenarbeit mit den Ärzten des Universitätsklinikums Schleswig-Holsteins (UKSH), Klinik für Gynäkologie und Geburtshilfe unter der Leitung von Prof. Jonat und durch einen Artikel in einer Kieler Zeitung. Wegen der guten Unterstützung durch das UKSH kam der Hauptteil (70%) der Patientinnen (n=27) aus dem UKSH, weitere sieben aus der Park-Klinik Kiel und vier aus einem Krankenhaus in

Methodik

Rendsburg.

Um an der Studie teilnehmen zu können, mussten folgende Einschlusskriterien erfüllt werden: eine maligne Mammakarzinomerkrankung nach der Operation und ein ärztliches sowie das eigene Einverständnis. Da mit allen Patienten an allen Untersuchungsterminen ein Ausdauertest als Stufenbelastungstest durchgeführt wurde, durften keine schwerwiegenden Herz-Kreislauferkrankungen vorliegen, um die Gesundheit der Patienten nicht zu gefährden. Schwere orthopädische Erkrankungen, wie eine Versteifung eines Beins hätten keinen Ausdauertest und auch Krafttest möglich gemacht und galten als Kontraindikation. Als weitere Kontraindikation für die Teilnahme sind Knochenmetastasen zu nennen. Ein aerobes Ausdauertraining wäre zwar möglich gewesen, ein Krafttest wäre jedoch aufgrund möglicher Brüche und Einblutungen nicht zu verantworten. Akute somatische Erkrankungen (Fieber, Infekt) gelten des weiteren als Kontraindikation. Erkrankungen, wie ein Bandscheibenvorfall oder leichter Bluthochdruck, die therapiert oder medizinisch eingestellt worden sind, galten als nicht kontraindiziert.

Tabelle 5 beschreibt alle anamnestischen und anthropometrischen Daten aller für die vorliegende Studie randomisierten 38 Patienten zu Untersuchungszeitpunkt T0.

Tabelle 5: Anamnestische und anthropometrische Daten der Interventions- und Kontrollgruppe zu T0

Anamnestische und antropometische Parameter	Interventionsgruppe	Kontrollgruppe
Anzahl (n)	19	19
Alter (J) (Mittelwert ± s)	58 ± 25,78	54 ± 20,91
Größe (cm) (Mittelwert ± s)	172 ± 27,05	167 ± 33,42
Gewicht (kg) (Mittelwert ± s)	84,52 ± 56,28	67,89 ± 17,70
Erstdiagnose (in Monaten) (Mittelwert ± s)	8,63 ± 4,90	9,57 ± 10,31
Operierte Seite	Re: 7 TN; Li: 12	Re: 10 TN; Li: 9 TN

Von den für die vorliegende Untersuchung randomisierten 38 Patienten sind aufgrund sekundärer Krankheiten oder aus Zeitproblemen durch berufliche Tätigkeiten fünf Patienten ausgeschieden. Vier Patienten sind aus der IG, eine Patientin aus der KG ausgeschieden.

Methodik

Tabelle 4 beschreibt alle anamnestischen und anthropometrischen Daten aller für die vorliegende Studie randomisierten 33 Patienten zum Untersuchungszeitpunkt T2.

Tabelle 6: Anamnestische und anthropometrische Daten der Interventions- und Kontrollgruppe zu T2

Anamnestische und antropometische Parameter	Interventionsgruppe	Kontrollgruppe
Anzahl (n)	15	18
Alter (J) (Mittelwert ± s)	58 ± 8,41	55 ± 10,59
Größe (cm) (Mittelwert ± s)	171 ± 6,32	167 ± 6,32
Gewicht (kg) (Mittelwert ± s)	82 ± 15,15	72 ± 15,52
Erstdiagnose (in Monaten) (Mittelwert ± s)	8,66 ± 5,61	10,2 ± 4,98
Operierte Seite	Re: 8 TN, Li: 7 TN	Re: 7 TN, Li: 11 TN

7.3 Sporttherapeutisches Aufnahmegespräch

Nachdem gemeinsam mit den Ärzten Patienten für die Studie ausgewählt sowie informiert worden waren und auch ein Interesse seitens der Patienten an einer Teilnehme bestanden hatte, erfolgte das sporttherapeutische Aufnahmegespräch.

Der Sporttherapeut erklärte in einem ausführlichen Gespräch den Inhalt einer Sport- und Bewegungstherapie in der onkologischen Nachsorge sowie das Ziel, den Umfang und mögliche Risiken der Studie. Das Gespräch ließ genügend Zeit für Fragen, die vollständig beantwortet wurden.

Nachdem die Patientinnen einer Teilnahme an der Studie zugestimmt hatten, erfolgte die Randomisierung. Die Aufnahme in die Studie resultierte nach der Reihenfolge des zeitlichen Eintreffens auf Station. Die sporttherapeutische Eingangsuntersuchung bestand aus einer mündlichen Befragung und Tests. Es wurden folgende Punkte abgefragt:

- Alter
- Größe
- Gewicht
- Onkologische Krankheitsgeschichte
    o Diagnose (Welche Seite ist erkrankt ?)

- o Zeitpunkt der Diagnose
- o Zeitpunkt der Behandlung (OP-Tage)
- o Art der Behandlung
  - Neoadjuvante Therapie
  - Operative Therapie
  - Adjuvante Therapie
- o Medikamenteneinnahme
- o Lymphödemtendenz
- Begleitdiagnosen
- subjektive Einschätzung der lebenslangen, sportlichen Vorerfahrung
- RR in Ruhe
- HF in Ruhe

7.4 Testverfahren

Ziel der Testverfahren war die Überprüfung und die Wirksamkeit des sanften Krafttrainings in der Rehanachsorge von Mammakarzinompatienten im Vergleich zu einer konventionellen Krebssportgruppe. Die Testverfahren bezogen sich sowohl auf die physische als auch auf die psychische Ebene und wurden bei Aufnahme in die Studie (T0), nach drei Monaten (T1) und nach sechs Monaten (T2) durchgeführt.

7.4.1 Sporttherapeutische Untersuchung

Inhalt der sporttherapeutischen Untersuchung war bei allen Patienten ein Ausdauertest nach WHO-Schema (WHO 1968). Patienten, die in der IG randomisiert waren, absolvierten zusätzlich an den Untersuchungszeitpunkten einen Krafttest.

7.4.1.1 Ausdauertest

Der Ausdauertest diente der Überprüfung der Ausdauerfähigkeit und wurde an allen Untersuchungszeitpunkten durchgeführt. Dem Test ging eine ärztliche und sporttherapeutische Untersuchung voraus. Erst nachdem alle Kontraindikationen einer Belastungsuntersuchung ausgeschlossen werden konnten, wurde der Test durchgeführt.

Methodik

Für die Untersuchung wurde die Fahrradergometrie nach dem WHO-Schema verwendet, die ein weltweit standardisierter und anerkannter Test ist (Rost / Lagerstrøm / Völker 1996). Der Test kann als Methode mit einer maximalen oder submaximalen Belastung durchgeführt werden, weshalb er in der Therapie großen Zuspruch findet (Baumann 2006). Unter der Leistungsfähigkeit wird in der Literatur eine maximale erreichbare Belastung verstanden (Hollmann / Strüder 2009). Da die meisten Betroffenen aufgrund der zeitlichen Nähe zur Therapie noch körperlich geschwächt waren, wurde für die Testung der Ausdauer der Patienten das submaximale Verfahren verwendet und eine Pulsobergrenze von 220-Lebensalter als Abbruchkriterium der Testung sowie die maximale Watt-Belastung auf 100 Watt festgesetzt. Somit wurde in der Studie aufgrund eventueller Gefährdung der Patienten auf eine maximale Ausbelastung verzichtet.

Diese Testung empfiehlt sich bei kraftorientierten Ausdauersportarten wie Radfahren oder Rudern (Froböse / Waffenschmidt / Lagerstrøm 2007).

Das WHO-Schema sieht einen Belastungseinstieg von 25 Watt vor, der aufgrund technischer Gegebenheiten in der Studie bei 50 Watt lag. Durchgeführt wurde der Test auf einem Ergometer der Firma Lifefitness mit der Typen-Bezeichnung „Classic Serie Lifecycle".

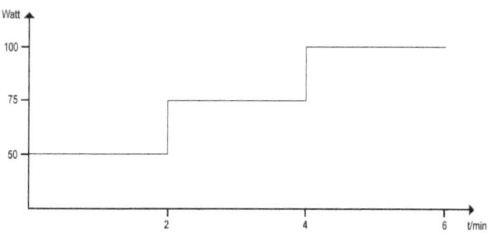

Abbildung 4: Stufenbelastungstest nach WHO-Schema

Im weiteren Verlauf wurde die Belastung alle zwei Minuten um jeweils 25 Watt gesteigert, während der Teilnehmer aufgefordert wurden die Drehzahl von 60 Umdrehungen zu halten. Am Ende jeder einzelnen Belastungsstufe wurden die Herzfrequenz, der Blutdruck und das subjektive Anstrengungsempfinden anhand einer numerischen Skala nach Borg gemessen und erfragt, was dem Patienten vor der Testung erklärt wurde. Der Patient musste eine Zahl nennen,

Methodik

die als beschreibendes Wort zur Orientierung für das Ausmaß der Anstrengung dient. Das Anstrengungsempfinden gibt eine Antwort auf die Reizintensität einer physikalischen Leistung (Löllgen 2004). Der Einsatz, der von dem Schweden G. Borg entwickelten RPE-Skala (RPE = ratings of perceived exertion = Grad der empfundenen Anstrengung) hat sich in der Trainingspraxis etabliert. In der Praxis wie auch im Folgenden wird ausschließlich von der Borg-Skala gesprochen, die die Tabelle 7 zeigt (Borg 1970).

Mit der alle zwei Minuten durchgeführten Messung von Blutdruck und Herzfrequenz sollten eventuelle Gefährdungen der Gesundheit der Patienten ausgeschlossen werden. Zur Blutdruckmessung verwendete der Therapeut ein Stethoskop und eine Blutdruckmanschette, die Herzfrequenz wurde am Handgelenk des Patienten ermittelt.

Ein systolischer Blutdruck von > 200mmHg bei einer Belastung von 100 Watt im Sitzen auf einem Fahrradergometer gilt als „Belastungshochdruck" und war daher ein Abbruchkriterium (Hollmann / Strüder 2009).

Der Test wurde abgebrochen, wenn die Pulsobergrenze erreicht war, ein Blutdruck von systolisch 200mmHg überschritten wurde, die Umdrehungszahl nicht gehalten werden konnte oder der Patient Unwohlsein äußerte bzw. die Belastung als zu schwer empfunden hat.

Zu jedem Test wurde ein Testprotokoll geführt, in das das Datum, der Name der Teilnehmerin, die Sitzeinstellungen am Ergometer, die Herzfrequenz und die Blutdruckwerte bei den einzelnen Belastungsstufen sowie das subjektive Empfinden nach der Borg-Skala eingetragen wurden. Des Weiteren wurde der Grund des Abbruchs notiert (Puls, RR, Borg, Beine, Atmung).

Mit den gewonnenen Daten konnte die Entwicklung der submaximalen Ausdauerleistungsfähigkeit über den Verlauf der Studie beurteilt werden.

Methodik

Tabelle 7: Deutschsprachige Fassung der Borg-Skala (Borg 1970)

6	
7	Sehr, sehr leicht
8	
9	Sehr leicht
10	
11	Leicht
12	
13	Etwas anstrengend
14	
15	Anstrengend
16	
17	Sehr anstrengend
18	
19	Sehr, sehr anstrengend
20	

7.4.1.2 Krafttest

Die Planung und auch die Steuerung eines Krafttrainings erfolgt üblicherweise über die Bestimmung der Maximalkraft mit einem Maximalkrafttest (Buskies / Boeck-Behrens 1999). Für die Bestimmung der Maximalkraft stehen verschiedene Verfahren zur Verfügung. Bei einer Krafttestung mit Krebspatienten sollten dynamische Testungen aufgrund eines hohen Muskeltonus und des sich aufbauenden Gefäßinnendrucks bei statischen Belastungen den statischen Testungen vorgezogen werden. Bei ungeübten Patienten kann dieses Phänomen durch Pressatmung verstärkt werden (Baumann 2008). Aus den genannten Gründen wurde für die Bestimmung der Maximalkraft auf einen maximalen Krafttest verzichtet und das Konzept vom hypothetischen Maximalgewicht (h1RM) verwendet. Lange Zeit galten Hochrechnungen des Maximalgewichts als zu ungenau und unbrauchbar für die Trainingspraxis. Eine Untersuchung von Mayhew zeigte aber eine hochsignifikante Übereinstimmung zwischen dem anhand der h1RM Formel errechneten Maximalgewicht und dem tatsächlich ermittelten Maximalgewicht

Methodik

(LeSuer 1997). Das h1RM ist ein dynamisch-maximaler Krafttest, mit dem die absolute Maximalkraft errechnet werden kann (Gießing 2003). Der Test wird nach der Wiederholungsmethode durchgeführt, bei der der Sporttherapeut das Gewicht so wählen muss, dass der Proband nicht mehr als 20 Wiederholungen ausführen kann. Sind mehr als 20 Wiederholungen möglich, muss der Test nach einer Erholungsphase mit einem höheren Gewicht wiederholt werden (Baumann 2008). Der Test wurde für die Übungen, die in der späteren Trainingseinheit absolviert werden sollten, an Geräten der Firma Lifefitness aus der „Circuit-Serie" durchgeführt. Eine detaillierte Beschreibung der Geräte erfolgt unter Punkt 7.5.2. Bei einer maximalen Ausbelastung wird für die erreichte Wiederholungszahl der dafür vorgesehene Prozentwert aus Tab. 8 abgelesen und in die Umrechnungsformel eingetragen.

Tabelle 8: Wiederholungszahl und zugehörige Prozentwerte der Maximalbelastung (Gießing 2003)

Prozentwerte der Maximalleistung	Mögliche Wiederholungszahl
47,18	20
49,96	19
52,74	18
55,52	17
58,30	16
61,08	15
63,86	14
66,64	13
69,42	12
72,20	11
74,98	10
77,76	9
80,53	8
83,32	7
86,10	6
88,10	5
91,66	4
94,44	3
97,22	2
100,0	1

Methodik

Umrechnungsformel für h1RM (Gießing 2003):
(Trainingsgewicht (in kg) : Prozentwerte der Maximalleistung) x 100% = h1RM

Beispielrechnung:

Die Maximalleistung lässt sich auf der Grundlage der submaximalen Kraftwerte berechnen. Werden im Test z. B. fünfmal 20 kg bei einer Übung bewältigt, aber die sechste Wiederholung ist trotz größtmöglicher Anstrengung nicht möglich, erhält man das individuelle 5RM. Nach der h1RM-Formel entsprechen fünf Wiederholungen einer Belastungsintensität von 88,10 Prozent. Nach einsetzen der Werte in die h1RM Umrechnungsformel erhält man ein h1RM von 22,70 kg.

Der Test wurde mit allen Patienten der IG an allen Untersuchungszeitpunkten durchgeführt, um ein Einstiegsgewicht zu erhalten. Zur Vorbeugung von Verletzungen wurde vor der Testung eine zehnminütige Aufwärmphase auf einem Fahrradergometer und eine allgemeine Einweisung in die Kraftgeräte durchgeführt. Die Funktion, die Übungsausführung und die dadurch belastenden Strukturen jedes der elf in der Sportgruppe verwendeten Geräte wurde den Patienten vor der Testung genau erklärt. Jede einzelne Übung wurde vor der Testung vom Therapeuten demonstriert und vom Patienten ohne Belastung selber ausgeführt. Es wurde für zehn Übungen das h1RM errechnet. Als elftes Gerät gehört zu der „Circuit-Serie" eine Bauchbank, die zwar Inhalt des Trainingsplans war, an der aber keine Testung aufgrund eines Trainings mit dem eigenen Körpergewicht durchgeführt wurde. Die Gewichtsintensität für das Training wurde auf 50% des h1RM festgesetzt.

Der Krafttest wäre auch in der KG möglich gewesen. Da diese aber ausschließlich zur Bestimmung eines Einstiegsgewichtes für das sanfte Krafttraining und zur Kontrolle diente, wurde auf eine Krafttestung in der KG verzichtet.

Methodik

> **Begründung für 1hRM:**
> Bei der Durchführung eines Maximalkrafttests als Einerwiederholung wird häufig nur von einem Test ausgegangen. In der Durchführung muss bei der zu testenden Person zur Ermittlung der absoluten Maximalkraft das Gewicht so lange erhöht werden, bis sie das nächst höhere nicht mehr schafft. Werden Maximalkraftmessungen im Rahmen einer Eingangsuntersuchung durchgeführt, liegen noch keine Trainingsergebnisse vor, welche ein Abschätzen der Maximalkraft zulassen würden. Infolgedessen wird ein Gewicht frei gewählt, welches zu gering aber auch zu hoch sein kann und dementsprechend ein höheres Verletzungsrisiko verursacht. Das h1RM bietet eine Methode zur Berechnung der Maximalleistung verschiedener Übungen ohne eine zwingende Ausbelastung (Gießing 2003, Gießing 2004).
> Aufgrund der kaum vorhandenen statischen Drucksituationen und der damit vaskulären Beeinträchtigung sowie einer Pressatmung bei einer h1RM-Testung kann der Test daher zur Diagnostik bei Krebspatienten zu empfohlen werden (Baumann 2008).

7.4.2 Erfassung der Lebensqualität

Als Grundlage für die Erfassung der Lebensqualität diente der Fragebogen EORTC QLQ C30 Version 3 mit dem Modul BR23 speziell für Brustkrebspatienten. Der Fragebogen dient als Instrument zur Selbsteinschätzung der Lebensqualität der Patienten (Flechtner 2004). Die „European Organization for Research and Treatment of Cancer" (EORTC) hat verschiedene Fragebögen entwickelt, die die Lebensqualität von Krebspatienten in einem mehrdimensionalen Ansatz aufdecken sollen.

Der Fragebogen EORTC QLQ C30 besteht aus 30 Fragen, die in fünfzehn verschiedene Bereiche und Items aufgeteilt sind. Die Bereiche und die Items werden in fünf Bereiche gegliedert: die funktionellen Probleme, wie Schwierigkeiten bei einer körperlichen Arbeit oder im Familienleben, drei symptomorientierte Bereiche, wie Übelkeit und Erbrechen, Schmerzen und Fatigue und einen Bereich zum Gesundheitsstatus und Lebensqualität sowie sechs Individualitems.

Methodik

Das Modul EORTC BR 23 besteht aus 23 weiteren Fragen, die in die Bereiche Nebenwirkungen der Therapie, Beschwerden im Arm der operierten Seite, Körpergefühl und Sexualität sowie drei Items zu Lust an Sexualität, Haarausfall und Zukunftsperspektive unterteilt werden (Quality of life 2001).

Der Score reicht von 0 – 100, wobei 100 bei den Funktionsskalen die absolute Funktionsfähigkeit darstellt. Bei den Symptomskalen verhält es sich genau andersherum, ein hoher Wert bedeutet eine starke Belastung durch das Symptom, 0 bedeutet Symptomfreiheit.

Zur Evaluation der Lebensqualität wurde der Fragebogen EORTC C30 und das Modul BR23 den Teilnehmern vor Beginn (T0), nach drei Monaten (T1) und nach sechs Monaten (T2) der sporttherapeutischen Intervention ausgeteilt.

Begründung EORTC C30 / BR23
Der EORTC C30 ist ein weltweit verbreiteter Fragebogen zur Lebensqualitätsdiagnostik, der international standardisiert ist. Der Fragebogen ist bei allen Tumorpatienten anwendbar und lässt somit einen Vergleich der Lebensqualität bei verschiedenen Krebserkrankungen zu. Zusätzlich kann der Fragebogen durch diagnose-, und / oder behandlungsspezifische Module ergänzt werden. Für die vorliegende Untersuchung wurde zusätzlich das Modul BR23 für Brustkrebspatienten gewählt. Die Fragebögen haben eine hohe Validität und erfassen reliabel die wichtigsten Dimensionen der gesundheitsspezifischen Lebensqualität sowie die häufigsten Symptome der Tumorpatienten.

7.5 Sport- und Bewegungstherapeutische Trainingsprogramme

In der Studie wurde ein Vergleich zwischen den beiden bewegungstherapeutischen Programmen, einem sanftem Krafttraining in der Interventionsgruppe (IG) und einem konventionellen Krebssportgruppentraining in der Kontrollgruppe (KG), durchgeführt. Beide Gruppen fanden einmal in der Woche statt. Konnte ein Teilnehmer einen Termin nicht wahrnehmen, wurde für die Woche ein Alternativtermin vereinbart, so dass ein Trainingstermin pro Woche stattgefunden hat.

Methodik

Viele Patienten waren aufgrund der Erkrankung lange Zeit inaktiv gewesen und daher in einem schlechten Allgemeinzustand, weshalb sie während der Sportstunden gleichermaßen motiviert und ermutigt wurden, auch an Tagen einer subjektiven Leistungsschwäche zum Sport zu kommen. Waren Übungen aufgrund der primären oder einer sekundären Erkrankung zeitweise nicht möglich, wurde in beiden Gruppen immer nach bewegungstherapeutischen Alternativen gesucht.

Der Aufbau beider Programme folgte einem Phasenmodell, bestehend aus Einstimmung, Schwerpunkt und Ausklang der Stunde, wobei der Einstimmungsteil bei beiden Programmen gleich war. Die Inhalte der anderen Phasen der beiden Therapieprogramme werden in den nächsten Abschnitten näher vorgestellt.

7.5.1 Konventionelle Krebssportgruppe

Eine konventionelle Krebssportgruppe für Frauen nach einer Mammakarzinomerkrankung diente in der Studie als Kontrollgruppe. Hier war eine Gymnastik als bewegungstherapeutische Intervention Inhalt der Stunde. Jeder Patient der KG erhielt über ein halbes Jahr einmal in der Woche in Gruppenform mit einem zeitlichen Umfang von einer Stunde diese Gymnastik. Eine konventionelle Krebssportstunde ist wie unter 7.5 beschrieben nach einem Phasenmodell aufgebaut. In der Einstimmungsphase werden die Teilnehmer begrüßt und evtl. Probleme angesprochen. Des Weiteren sollte eine allgemeine Aktivierung des Herz-Kreislaufsystems sowie eine Mobilisierung des Schultergelenks erreicht werden. Vorwiegend wurden hierzu Ganzkörperübungen durchgeführt, die der Erwärmung der in der Stunde beanspruchten Muskulatur dienten. Jede Sportstunde bzw. jedes gymnastische Bewegungstraining hatte andere Schwerpunkte, die regelmäßig wiederholt wurden. Die einzelnen Schwerpunkte der Stunden waren Koordination, Kräftigung, Kondition oder ein Alltagstraining. Für das Training standen verschiedene Übungsgeräte wie Stäbe, Pezzi- und Gymnastikbälle, Deuserbänder, Hanteln, Seile und Propriomeds (elastische Schwungstäbe) zur Verfügung.

Im Ausklang, der der ganzheitlichen Erholung dient, wurden

Methodik

Entspannungsübungen wie Autogenes Training oder Progressive Muskelentspannung absolviert oder Phantasiereisen vom Übungsleiter vorgelesen. Zwischen allen Übungen in der Aufwärm- als auch in der Schwerpunktphase wurden Übungen zur Lymphödemprophylaxe ausgeführt. Des Weiteren ist bei allen Übungen auf eine richtige Körperhaltung, auf eine gleichmäßige Atmung sowie auf eine langsame und kontrollierte Ausführung geachtet worden. Jede der einzelnen Übungen wurden mit 15 Wiederholungen ausgeführt, wobei immer das individuelle Leistungsvermögen der Patienten berücksichtigt wurde. Ein Beispiel eines Stundenverlaufsplans für die konventionelle Krebssportstunde ist im Anhang zu finden.

7.5.2 Sanftes Krafttraining als Bewegungstherapie

In der IG wurde das sanfte Krafttraining, das die Patienten der IG über ein halbes Jahr einmal die Woche erhalten haben, als sporttherapeutische Interventionsmethode angewendet. Wie das gymnastische Bewegungstraining ist auch das sanfte Krafttraining nach einem Phasenmodell aufgebaut. Die Einstimmungsphase gleicht der des gymnastischen Bewegungstrainings. Die Schwerpunktphase war gekennzeichnet durch das sanfte Krafttraining an elf verschiedenen Sequenzgeräten aus der Serie „Circuit-Series" der Firma Lifefitness. Das sanfte Krafttraining bestand aus Übungen im offenen und im geschlossenen System, wodurch die Vorteile beider Systeme vereint wurden. Das geschlossene System umfasst Übungen, bei denen mehrere Gelenke einbezogen werden und deswegen Agonist und Antagonist gleichzeitig trainiert werden, wie z.B. bei der Kniebeuge. Als Übungen im offenen System werden eingelenkige Bewegungen bezeichnet, bei denen nur der Agonist beansprucht wird (Froböse / Fiehn 2003). Aus diesem Grund werden Übungen im geschlossnen System als „funktional" und Übungen im offenen System als künstlich oder unnormal bezeichnet. Der Vorteil des offenen Systems liegt im gezielten Training einer geschwächten Muskelgruppe, um sie im Anschluss in der gesamten kinetischen Kette zu belasten (Froböse 1993).

Methodik

Im Krafttest wurde das hypothetische Maximalgewicht (h1RM) an folgenden zehn Geräten errechnet: Kniebeuge, Brustpresse, Beinbeuger, Rudern, Beinstrecker, Oberarmbeuger, Oberarmstrecker, Schulterpresse, Bauch sitzend und Latzug. Auf Grundlage der Testung wurde für jeden Teilnehmer ein Trainingsplan (siehe Anhang) erstellt, in dem die Intensität mit der Aufnahme des sanften Krafttrainings auf 50% des h1RM mit einer Wiederholungszahl von 20 bei einem Satz pro Gerät festgesetzt und somit als Zirkeltraining durchgeführt wurde. An dem Gerät „Bauchbank", das Inhalt des Trainingsplans war, wurde keine Testung durchgeführt, da das eigene Körpergewicht die Belastung bestimmte. Der Sporttherapeut ordnete die einzelnen Sequenzgeräte in Kreisform so an, dass fast durchgehend abwechselnd der Ober- und Unterkörper belastet wurde, weshalb das Überspringen einer Übung oder ein freies Wählen des Gerätes nicht vorgesehen war. Als zwölfte Übung wurde zur Stabilisation des Schultergelenks die Muskulatur der Rotatorenmanschette mit dem Gymnastikband trainiert. Mit der kreisförmigen Anordnung der Geräte war der Sporttherapeut, der in der Mitte des Kreises stand, für alle Teilnehmer immer sichtbar und konnte die Übungen besser kontrollieren.

Die weitere Intensitätserhöhung erfolgte anhand einer Borg-Skala, die der Sporttherapeut dem Patienten im Rahmen des Ausdauertests ausführlich erklärte. Der Sporttherapeut kontrollierte nach jeder Trainingseinheit alle Trainingspläne und erhöhte die Intensität, wenn diese vom Patienten als „leicht" empfunden wurde bzw. reduzierte die Intensität, wenn eine Übung als „sehr anstrengend" empfunden wurde. Die Intensitätserhöhung wurde in der nächsten Sportstunde mit dem Patienten besprochen, und die Übung wurde nochmals auf eine richtige Bewegungsausführung überprüft. Während der Sportstunden achtete der Sporttherapeut auf eine saubere Ausführung der Übungen, eine gleichmäßige Bewegungsgeschwindigkeit, eine kontrollierte Atmung und korrigierte die Fehlbewegungen. An jede Übung schloss sich eine Lymphgymnastik, die dem Patienten im Rahmen der Krafttestung erklärt und gezeigt und in der Sportstunde von diesem selbständig ausgeführt wurde.

Der Abschluss jeder Sportstunde beinhaltete ein allgemeines Dehnprogramm der beanspruchten Muskulatur. Die passive wurde der aktiven Dehnmethode vorgezogen, da auf diese Weise die Reize auf die Muskeln und Knochen

Methodik

geringer und besser kontrollierbar sind. Die einzelnen Übungen demonstrierte der Sporttherapeut zuerst und kontrollierte und korrigierte danach die Patienten bei der Ausführung. Auch bei diesen Übungen waren individuelle Veränderungen aufgrund der Primärerkrankung oder einer sekundären Erkrankung möglich. Die therapeutischen Effekte des Dehnens sind nicht Inhalt der vorliegenden Arbeit und werden daher nicht weiter erläutert. Eine Begründung für die Wahl des sanften Krafttrainings als Methode der Trainingsvariante der Interventionsgruppe sowie eine Begründung für das Einsatztraining wird in den folgenden Punkten gegeben.

Begründung sanftes Krafttraining:

Im „sanften Krafttraining" wird die einzelne Trainingsserie nicht wie im herkömmlichen Training bis zur letztmöglichen Wiederholung durchgeführt, sondern deutlich vorher abgebrochen (Boeckh-Behrens / Buskies 2008). Als Kriterium für die Beendigung der einzelnen Serie wurde das subjektive Belastungsempfinden gewählt, das sich zur Steuerung der Intensität im Ausdauertraining schon über Jahre bewährt hat, aber im Krafttraining bisher unberücksichtigt geblieben ist (Buskies 1999 / Weitl 1999). Der Trainierende wählt sein Trainingsgewicht so, dass er z. B. bei einem Kraftausdauertraining die Intensität ab der 20. Wiederholung als „mittel" empfindet, er also noch mehr Wiederholungen bis zur muskulären Ausbelastung mit dem entsprechenden Gewicht absolvieren könnte. Ein Training, was nach der subjektiven Anstrengung beendet wird, zeigt Maximalkraft- und Kraftausdauerverbesserungen, die nicht sehr viel geringer sind als die Zuwächse, die bei einem Krafttraining bis zur letzten Wiederholung erreicht werden (Boeckh-Behrens / Buskies 2008).

Orthopädisch bedingte Probleme im Krafttraining treten vor allem durch unzureichende Aufwärmarbeit, falsche Technik, Vorermüdung am Ende der Trainingsserie und dem hiermit verbundenen Kraft- und Koordinationsverlust sowie durch unterschiedliche Adaptationsgeschwindigkeiten der passiven und aktiven Strukturen des Bewegungsapparates auf. Bei einem Training mit submaximalen Intensitäten, das nach dem subjektiven Belastungsempfinden beendet wird, hat der Trainierende während der ganzen Übung die Möglichkeit

Methodik

zur Kontrolle seiner Körperhaltung, Technik und Bewegungsausführung, wodurch Überbelastungen und Verletzungen vermieden werden können (Boeckh-Behrens / Buskies 2008). Aufgrund eines geringeren Blutdrucks und geringerer Herzfrequenz ist das sanfte Krafttraining bei älteren Personen mit arteriosklerotischen Gefäßveränderungen, Personen mit Bluthochdruck oder allgemein herzgeschädigten Personen besser als ein Training bis zur maximalen Ausbelastung. Des Weiteren ist die Gefahr der Pressatmung mit ihren negativen Folgen bei einem sanften Krafttraining deutlich reduziert (Graf / Rost 2005).

Im Vergleich zu einem Training bis zur maximalen Ausbelastung kommt es bei einem sanften Krafttraining aus den oben aufgeführten Gründen zu einer deutlichen Minimierung möglicher Risikofaktoren. Es wurde daher als Trainingsvariante für die Interventionsgruppe ausgewählt.

7.5.3 Einsatz- versus Mehrsatz-Training

In den letzten Jahren wurde häufig die optimale Satzzahl im Krafttraining diskutiert. Es existieren mit den Vertretern des Einsatztrainings und den Vertretern des Mehrsatztrainings zwei unterschiedliche Meinungsbilder. Im Einsatztraining wird nur ein Satz pro Übung bzw. pro Muskelgruppe absolviert, während im Mehrsatztraining mehrere Sätze pro Übung bzw. Muskelgruppe durchgeführt werden (Boeckh-Behrens / Buskies 2008). Ein großes Problem bei einem Vergleich der Effektivität eines Einsatz-Trainings mit einem Mehrsatz-Training ist die fehlende einheitliche Definition eines Einsatz-Trainings (Heiduk / Preuß / Steinhöfer 2002). Es liegen mit einer weniger beanspruchenden und einer hoch intensiven Ausprägung des Einsatz-Trainings zwei unterschiedliche Definitionsansätze vor.

Während Philipp eine muskuläre Belastung im Einsatz-Training bis zur objektiven Ausbelastung ohne eine klare Definition der Übungsanzahl angibt (Philipp 1999), werden von Schlumberger und Schmidtbleicher eine weniger beanspruchende Form für Anfänger mit einer Vorgabe von einem Satz pro Muskelgruppe mit 8-12 Wiederholungen empfohlen (Schlumberger / Schmidtbleicher 1999).

Die Unterschiede der beiden Definitionsansätze liegen zum einen im Grad der muskulären Erschöpfung, die am Ende eines Satzes beim Einsatztraining erreicht wird und zum anderen in der Anzahl der durchzuführenden Übungen.

Vorteile eines Mehrsatztrainings sind nach deren Vertretern unter anderem deutlichere Kraftgewinne, eine höhere Zunahme des Muskelquerschnitts, ein längerer Erhalt der erreichten Kraftwerte nach einer Trainingspause und dem Trainingsende und ein schnellerer Abbau von prozentualem Körperfett (Sandborn et al. 2000). Gießing spricht sich in einer Veröffentlichung für ein Einsatz-Training aus, mit dem nach seinen Untersuchungen die gleichen Kraft- und Muskelzuwächse erreicht werden konnten und bestreitet damit die signifikanten Unterschiede eines Ein- und Mehrsatz-Trainings (Gießing 2004).

Begründung Einsatz- Training:

Als Schlussfolgerung des Vergleichs für die Trainingspraxis scheinen die Effekte in Bezug auf die Kraft bei Untrainierten in den ersten Trainingsmonaten bei einem wöchentlichen Einsatz-Training eine ähnliche Effektivität zu haben wie bei einem Mehrsatz-Training.

Auch wenn der einzelne Satz im Einsatz-Training nicht bis zur muskulären Erschöpfung durchgeführt wird, was aus gesundheitlicher Sicht vor allem bei Trainingsanfängern auch nicht sinnvoll ist, sondern deutlich früher endet, wird ein Muskelwachstum erreicht (Phillip 1999). Daher wurde das subjektive Belastungsempfinden als Kriterium der weiteren Intensitätserhöhung bzw. als Abbruchkriterium ausgewählt. Ein weiterer Vorteil des Einsatz-Trainings liegt in der Zeitersparnis, da in kurzer Zeit die Möglichkeit besteht ein Ganzkörpertraining zu absolvieren, was sich positiv auf die Motivation der Teilnehmer auswirkt (Boeckh-Behrens / Buskies 2008).

Aufgrund der vergleichbaren Effektivität, der geringeren gesundheitlichen Risiken und des geringeren Zeitaufwandes wurde das Einsatz-Training als Trainingsform für die Studie ausgewählt.

Methodik

7.6 Statistik

Im Folgenden sollen die statistischen Methoden erklärt werden, mit denen in der vorliegenden Arbeit gearbeitet wurde. Für die Berechnung der Daten wurde mit dem Programmpaket „Statistik-Programm-System für Sozialwissenschaften" (SPSS) Version PASWS 18 gearbeitet.

Zum Vergleich der Daten, die im Verlauf an den verschiedenen Messpunkten, zu Beginn, nach drei Monaten und nach sechs Monaten der Sport- und Bewegungstherapie, von der Gymnastikgruppe als Kontrollgruppe (KG) und der Kraftsportgruppe als Interventionsgruppe (IG) erhoben wurden, ist eine Varianzanalyse mit Messwiederholung durchgeführt worden. Ein t-Test als direkter Vergleich der Daten der beiden Gruppen ist von der Fragestellung abhängig gemacht worden. Der t-Test wurde für einen Mittelwertsvergleich zwischen zwei Gruppen/Messpunkten konstruiert, während die Varianzanalyse für Mittelwertsvergleiche mehrerer Gruppen/Messpunkten indiziert ist. Bei Varianzungleichheit wird der t-Test zwischen zwei Gruppen durchgeführt (Bortz / Döring 2003).

Der in der Statistik am häufigsten verwendete typische Wert einer Verteilung ist der Mittelwert ($\bar{x}$), auch arithmetisches Mittel genannt. Dieser ergibt sich mittels Teilung der Summe aller Werte durch die Anzahl aller Werte (Bortz /Döring 2003; Kühnel / Krebs 2001). Die Standardabweichung (s) ist das gebräuchlichste Maß zur Kennzeichnung der Variabilität einer Verteilung. Sie errechnet sich aus der Varianz, d.h. aus der Summe der quadrierten Abweichungen aller Messwerte vom arithmetischen Mittel, dividiert durch die Anzahl aller Messwerte. Der mit dem Ziehen der Wurzel aus der Varianz ermittelte positive Wert wird als Standardabweichung oder Streuung bezeichnet (Bortz / Döring 2003; Kühnel / Krebs 2001).

Die Forschungshypothesen werden anhand der Ergebnisse auf ihre Signifikanz überprüft. Die 5 Prozent-Hürde für die Irrtumswahrscheinlichkeit (p) nennt man Signifikanzniveau. Als „signifikant" wird eine Irrtumswahrscheinlichkeit (p) von max. 5 Prozent ($p \leq 0{,}05$), als „hochsignifikant" eine Irrtumswahrscheinlichkeit (p) von max. 1 Prozent ($p \leq 0{,}01$) bezeichnet. In der Grundlagenforschung ist ein Signifikanzniveau von 5% üblich (Bortz / Döring 2003). Die absoluten (n),

Methodik

relativen (%) und kumulierten Häufigkeiten (aufsummierte relative Häufigkeit), Mittelwerte (MW) und Standardabweichungen (SD) sowie Minimal- (Min) und Maximalwerte (Max) werden in tabellarischer und graphischer Form dargestellt.

8 Ergebnisse

Die aus der Untersuchung gewonnenen Ergebnisse werden im folgenden Kapitel vorgestellt. Wie unter 7.2 beschrieben, ist während der Untersuchung ein Patient aus der IG und vier Patienten aus der KG aufgrund zeitlicher Probleme und sekundärer Erkrankungen ausgeschieden. Beschrieben werden die Ergebnisse von 33 Patienten, von denen 15 Teilnehmer in der IG und 18 in der KG waren.

8.1 Ausdaueruntersuchung

Bei der Betrachtung der Ergebnisse der Ausdaueruntersuchungen wurde berücksichtigt, dass bei der Evaluation der submaximalen Ausdauerleistung nicht alle Teilnehmer die letzte Belastungsstufe von 100 Watt erreicht haben. Die Tabelle 9 zeigt die Anzahl der Teilnehmer beider Gruppen, die an den Untersuchungszeitpunkten die letzte Belastungsstufe von 100 Watt erreicht haben.

Tabelle 9: Anzahl der Patientinnen der Interventionsgruppe und Kontrollgruppe, die zu T0/T1/T2 100 Watt getreten haben

	Interventionsgruppe	Kontrollgruppe
T0	8/15	14/18
T1	12/15	15/18
T2	14/15	17/18

Im Folgenden wird die Entwicklung der submaximalen Ausdauerleistungsfähigkeit und des subjektiven Anstrengungsempfindens beider Gruppen im Verlauf der Untersuchung dargestellt. Für einen Vergleich der Ergebnisse der Messzeitpunkte T0 / T1 / T2 innerhalb der Gruppe wurde eine Varianzanalyse mit Messwiederholung durchgeführt. Zur besseren Übersicht bei der Varianzanalyse wird nur die berechnete Signifikanz von T0 zu T2 dargestellt. Als statistisches Instrument für einen Vergleich der Ergebnisse der Gruppen untereinander diente der t-Test.

Ergebnisse

Entwicklung der submaximalen Ausdauerleistungsfähigkeit im Verlauf der Untersuchung der Interventionsgruppe und der Kontrollgruppe

In Tabelle 10 wird die Herzfrequenz der Teilnehmer der IG während des WHO-Tests vor Beginn, nach drei Monaten und nach sechs Monaten der sporttherapeutischen Intervention dargestellt.

Tabelle 10: Entwicklung der submaximalen Ausdauerleistungsfähigkeit zu T0/T1/T2 der Interventionsgruppe (Varianzanalyse, Mittelwerte + Standardabweichungen (s), Irrtumswahrscheinlichkeit (p))

	T0	T1	T2	Signifikanz
Ruhe ± s	74,2667 ± 10,660	75 ± 12,017	71,739 ± 9,946	n. s.
50 Watt ± s	111,2667 ± 13,99	113,8 ± 14,283	107,133 ± 13,238	n. s.
75 Watt ± s	126,4 ± 23,58	126,64 ± 23,4	120,85 ± 24,451	n. s.
100 Watt ± s	144,0 ± 9,87	136,33 ± 25,86	133,9 ± 27,236	n. s.

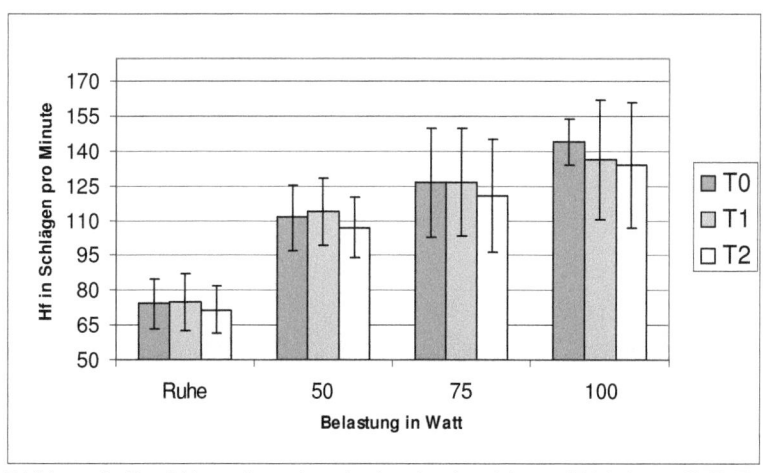

Abbildung 5: Entwicklung der submaximalen Ausdauerleistungsfähigkeit zu T0/T1/T2 der Interventionsgruppe (Mittelwerte + Standardabweichungen (s))

Die IG konnte über den Verlauf der sporttherapeutischen Intervention ihre submaximale Ausdauerleistungsfähigkeit verbessern. Die letzte Belastungsstufe von 100 Watt wurde zum Untersuchungszeitpunkt T0 und T1

Ergebnisse

von sieben bzw. drei Teilnehmern nicht erreicht, zum Untersuchungszeitpunkt T2 erreichte nur noch ein Teilnehmer die letzte Belastungsstufe nicht. In den Belastungsstufen 50 und 75 Watt war in der Entwicklung ein geringes Absinken der Herzarbeit festzustellen, während in der Belastungsstufe 100 Watt an den verschiedenen Untersuchungszeitpunkten eine größere positive Veränderung erkennbar war.

Die Entwicklung der Herzfrequenz in der KG während des WHO-Tests vor Beginn (T0), nach drei Monaten (T1) und nach sechs Monaten (T2) der sporttherapeutischen Intervention wird in Tabelle 11 und Abbildung 7 dargestellt.

Tabelle 11: Entwicklung der submaximalen Ausdauerleistungsfähigkeit zu T0/T1/T2 der Kontrollgruppe (Varianzanalyse, Mittelwerte + Standardabweichungen (s), Irrtumswahrscheinlichkeit (p))

	T0	T1	T2	Signifikanz
Ruhe ± s	75 ± 9,0037	73,778 ± 10,293	75,333 ± 11,847	n. s.
50 Watt ± s	116,556 ± 12,682	112,611 ± 10,809	104,833 ± 27,151	n. s.
75 Watt ± s	130,667 ± 15,041	126,722 ± 12,582	125,222 ± 14,330	n. s.
100 Watt ± s	143,27 ± 34,264	138,388 ± 31,599	137,333 ± 29,759	n. s.

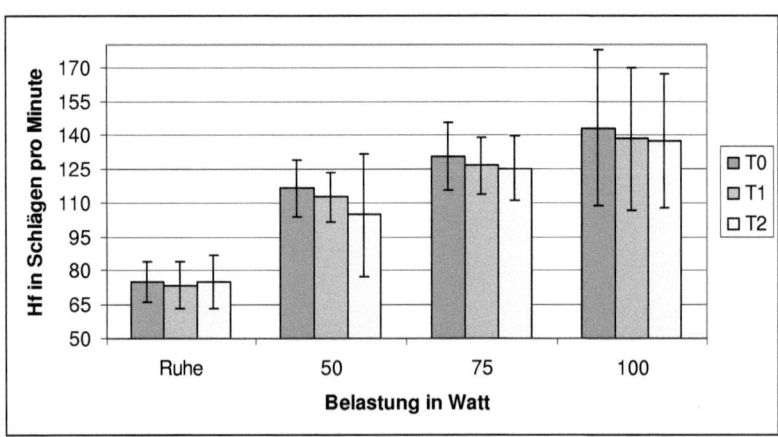

Abbildung 6: Entwicklung der submaximalen Ausdauerleistungsfähigkeit zu T0/T1/T2 der Kontrollgruppe (Mittelwerte + Standardabweichungen (s))

Ergebnisse

Die Herzfrequenz der Kontrollgruppe zeigt auch einen positive Veränderung während des Untersuchungszeitraums. Auch hier ist die größte Veränderung in der letzten Belastungsstufe bei 100 Watt im Vergleich zu den Werten der Untersuchungszeitpunkte T0/T2 zu sehen. Die 100-Watt-Belastung wurde zu T0 und T1 von drei Teilnehmern, zu T2 nur noch von einem Teilnehmer nicht mehr erreicht.

Herzfrequenzen der Interventions- und Kontrollgruppe im Vergleich

In Tabelle 12 und in der Abbildung 8 werden die Herzfrequenzen der beiden Gruppen bei 100 Watt vor Beginn der Untersuchung (T0) und nach einem halben Jahr (T2) miteinander verglichen.

Tabelle 12: Vergleich der Herzfrequenz bei 100 Watt T0 / T2 Interventionsgruppe vs. Kontrollgruppe (t-Test, Mittelwerte + Standardabweichungen (s), Irrtumswahrscheinlichkeit (p))

	Interventionsgruppe	Kontrollgruppe	Signifikanz
T0 Hf ± s	144,0 ± 9,87	143,27 ± 34,264	n.s.
T2 Hf ± s	133,9 ± 27,236	137,333 ± 29,759	n.s.

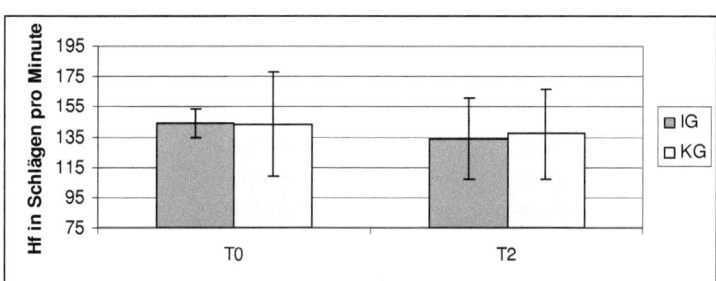

Abbildung 7: Vergleich der Herzfrequenz bei 100 Watt T0 / T2 Interventionsgruppe vs. Kontrollgruppe (t-Test, Mittelwerte + Standardabweichungen (s))

Zwischen den Herzfrequenzwerten der Gruppen bei 100 Watt besteht zu T0 und T2 kein signifikanter Unterschied.

Ergebnisse

Veränderung des subjektiven Anstrengungsempfindens im Verlauf der Untersuchung der Interventionsgruppe und der Kontrollgruppe

Wie unter 7.4.1.1 beschrieben, wurde zusätzlich zur Herzfrequenz am Ende jeder Belastungsstufe das subjektive Anstrengungsempfinden anhand einer numerischen Skala nach Borg gemessen. Die gemessenen Werte sind in der Tabelle 13 und Abbildung 9 für die IG zusammengetragen.

Tabelle 13: Veränderung des subjektiven Anstrengungsempfindens in der Interventionsgruppe (Varianzanalyse, Mittelwerte + Standardabweichungen (s), Irrtumswahrscheinlichkeit (p))

	T0	T1	T2	Signifikanz
50 Watt ± s	11,8 ± 1,667	10,6 ± 2,33	9,46 ± 2,41	p < 0,01
75 Watt ± s	14 ± 2,11	12,26 ± 3,5	11,85 ± 2,57	p < 0,01
100 Watt ± s	16 ± 1,2	15,41 ± 2,49	14,28 ± 3,78	p < 0,01

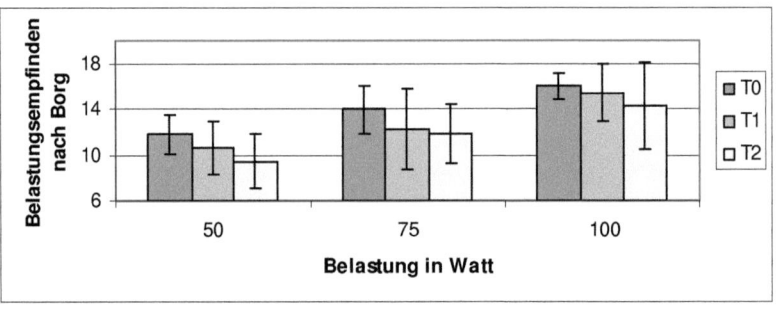

Abbildung 8: Veränderung des subjektiven Anstrengungsempfindens in der Interventionsgruppe (Mittelwerte + Standardabweichungen (s))

Im Verlauf der Therapie empfinden die Teilnehmer der IG die einzelnen Belastungsstufen auf dem Fahrradergometer als nicht mehr so anstrengend, was durch die Werte in Tabelle 14 deutlich wird. Wurde eine Belastung von 50 Watt zu Beginn der Untersuchung zwischen „leicht" und „etwas anstrengend" empfunden, war das subjektive Empfinden der gleichen Belastung nach einem halben Jahr deutlich besser. Das subjektive Empfinden der Belastung lag zu T2 zwischen „sehr, sehr leicht" und „sehr leicht".

Ergebnisse

Befand sich das subjektive Anstrengungsempfinden bei der maximalen Belastung von 100 Watt zu T0 zwischen „anstrengend" und „sehr anstrengend", lag dieses zu T2 zwischen „etwas anstrengend" und „anstrengend".

Tabelle 14 : Veränderung des subjektiven Anstrengungsempfindens in der Kontrollgruppe, (Varianzanalyse, Mittelwerte + Standardabweichungen (s), Irrtumswahrscheinlichkeit (p))

	T0	T1	T2	Signifikanz
50 Watt ± s	12,1 ± 1,664	9,94 ± 2,0	8,42 ± 2,35	p < 0,01
75 Watt ± s	14,52 ± 1,84	12,36 ± 1,40	11,68 ± 2,27	p < 0,01
100 Watt ± s	15,866 ± 4,24	14,53 ± 3,5	14,05 ± 2,98	n.s.

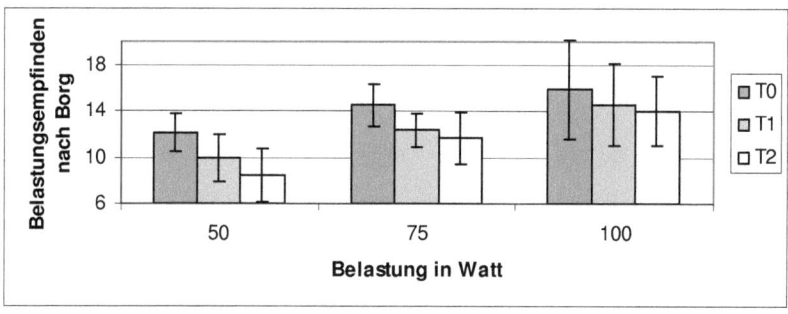

Abbildung 9 : Veränderung des subjektiven Anstrengungsempfindens in der Kontrollgruppe (Mittelwerte + Standardabweichungen (s))

Das subjektive Anstrengungsempfinden in der konventionellen Krebssportgruppe hat sich über den Verlauf der Untersuchung positiv verändert. Die erste Belastungsstufe von 50 Watt wurde zu T0 von den Teilnehmern zwischen „leicht" und „etwas anstrengend" eingeschätzt und veränderte sich zu T2 auf ein Empfinden zwischen „sehr, sehr leicht" und „sehr leicht". Wie auch in der IG wurde die maximale Belastungsstufe von 100 Watt zu T2 als leichter empfunden als zu T0.

Ergebnisse

Anstrengungsempfinden der Interventions- und Kontrollgruppe im Vergleich

In der Tabelle 15 und in Abbildung 11 wird das Belastungsempfinden der Teilnehmer der IG dem Belastungsempfinden der Teilnehmer der KG gegenübergestellt.

Tabelle 15: Anstrengungsempfinden bei 100 Watt T0 / T2 der Interventionsgruppe vs. Kontrollgruppe (t-Test, Mittelwerte + Standardabweichungen (s), Irrtumswahrscheinlichkeit (p))

	Interventionsgruppe	Kontrollgruppe	Signifikanz
T0 BORK ± s	16 ± 1,2	15,866 ± 4,24	n. s.
T2 BORK ± s	14,28 ± 3,78	14,05 ± 2,98	n. s.

Beide Gruppen starteten mit einem ähnlichen subjektiven Anstrengungsempfinden und veränderten dieses über den Verlauf der jeweiligen sporttherapeutischen Intervention fast identisch.

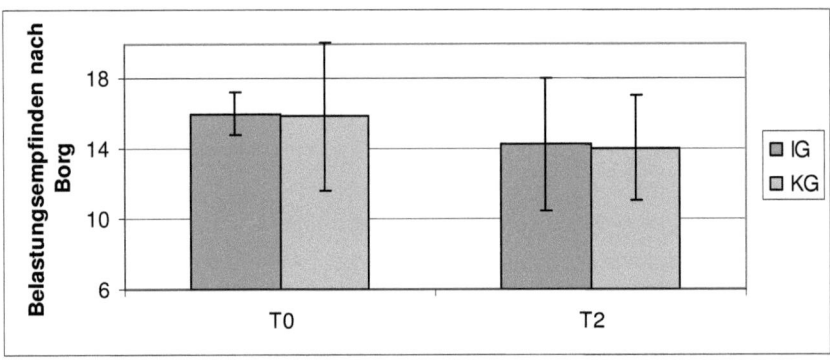

Abbildung 10: Anstrengungsempfinden bei 100 Watt zu T0 / T2 der Interventionsgruppe vs. Kontrollgruppe (t-Test, Mittelwerte + Standardabweichungen (s))

8.2 Kraftentwicklung der Interventionsgruppe

In Tabelle 16 und Abbildung 12 werden die Kraftentwicklungen der IG beschrieben. Der genaue Ablauf der Krafttestung wird unter Punkt 7.4.1.2 erklärt. Die Kraft wird in Kilogramm angegeben.

Aufgrund der fehlenden Vergleichsmöglichkeiten zur KG mögen die gewonnenen positiven Ergebnisse zur Kraftentwicklung in der IG die gute Durchführbarkeit eines sanften Krafttrainings in der Rehanachsorge darstellen.

Tabelle 16: Kraftsteigerungen in Kilogramm in der Interventionsgruppe T0 / T1 / T2 (Mittelwerte + Standardabweichungen (s), Irrtumswahrscheinlichkeit (p))

	T0	T1	T2	Signifikanz
Kniebeuge ± s	24,85 ± 16,15	33,09 ± 25,52	36,7 ± 27,37	n. s.
Brustpresse ± s	34,28 ± 6,26	41 ± 8,44	45,68 ± 7,16	p < 0,01
Beinbeuger ± s	38,53 ± 13,19	53,06 ± 18,34	57,99 ± 25,17	p < 0,01
Rudern ± s	49,33 ± 9,01	61,91 ± 11,19	69,03 ± 11,7	p < 0,01
Beinstrecker ± s	35,06 ± 13,57	52,94 ± 19,58	55,28 ± 24,17	p < 0,01
Oberarmbeuger ± s	13,16 ± 2,79	17,38 ± 3,76	19,53 ± 3,58	p < 0,01
Oberarmstrecker ± s	36,8 ± 7,95	50,15 ± 9,42	54,8 ± 9,11	p < 0,01
Schulterpresse ± s	16,84 ± 7,69	18,10 ± 10,13	21,56 ± 10,01	p < 0,01
Bauch ± s	16,75 ± 6,39	27,85 ± 10,49	32,06 ± 12,12	p < 0,01
Latzug ± s	40 ± 12,75	63,17 ± 19,75	55,64 ± 17,63	p < 0,01

Ergebnisse

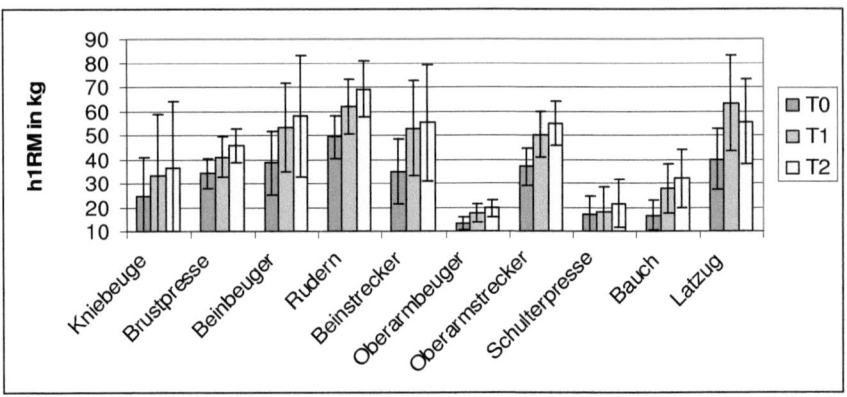

Abbildung 11: Kraftsteigerungen in Kilogramm in der Interventionsgruppe T0 / T1 / T2 (Mittelwerte + Standardabweichungen (s))

In Tabelle 17 werden die Kraftsteigerungen als prozentuale Steigerungen dargestellt. Die Kraft zum Zeitpunkt T0 wurde als 100% angesetzt. Die Ergebnisse zu T1 und T2 ergeben sich aus der Kraft zu T0 (100%) und der prozentualen Steigerung zu den jeweiligen Untersuchungszeitpunkten.

Tabelle 17: Prozentuale Kraftsteigerungen in der Interventionsgruppe T0 / T1 / T2

	T0	T1	T2
Kniebeuge	100%	133,2%	147,7%
Brustpresse	100%	119,2%	133,2%
Beinbeuger	100%	137,7%	150,5%
Rudern	100%	125,5%	139,9%
Beinstrecker	100%	151,5%	157,5%
Oberarmbeuger	100%	132,1%	148,4%
Oberarmstrecker	100%	136,3%	148,9%
Schulterpresse	100%	17,5%	128,0%
Bauch	100%	166,3%	191,4%
Latzug	100%	157,9%	139,1%

Ergebnisse

Die Teilnehmer der IG haben zum Zeitpunkt T2 bei Übungen zu den verschiedenen Muskelgruppen höhere Kraftwerte als zu T0 und je nach Übung eine maximale durchschnittliche Steigerung von 91,4% erreicht.

8.3 Psychosoziale und psychische Untersuchung

Im Folgenden werden die Ergebnisse zur Lebensqualität mit den Fragebögen EORTC QLQ C30 und BR 23 dargestellt. Die beiden Fragebögen bestehen aus verschiedenen Bereichen und Items (siehe 7.4.2) und werden einzeln oder auch in Kombination beschrieben. Der Fragebogen EORTC QLQ C30 wurde von allen 33 Teilnehmern vollständig ausgefüllt. Einzelne Fragen aus dem Modul BR 23 wurden nicht von allen Teilnehmern beantwortet. Die Ergebnisse aus diesen Fragen werden in der Untersuchung kenntlich gemacht.

Die Ergebnisse der einzelnen Gruppen wurden zu den Messzeitpunkten T0 / T1 / T2 über eine Varianzanalyse mit Messwiederholung miteinander verglichen und sind in Tabellenform aufgelistet. Zur besseren Übersicht bei der Varianzanalyse wird nur die berechnete Signifikanz von T0 zu T2 dargestellt. Über einen t-Test sind die Ergebnisse der beiden Gruppen untereinander verglichen worden und als Diagramm dargestellt.

EORTC QLQ-C30

Lebensqualität

In der Tabelle 18 werden die Ergebnisse zur Lebensqualität (LQ), die mit Hilfe des Fragebogens EORTC QLQ C30 und BR 23 erhoben worden sind, beschrieben.

Tabelle 18: Lebensqualität zu den drei Messpunkten der Interventionsgruppe und Kontrollgruppe (Varianzanalyse, Mittelwert + Standardabweichung (s) Irrtumswahrscheinlichkeit (p))

	T0	T1	T2	Signifikanz
LQ IG ± s	59 ± 16,62	67 ± 19,92	76 ± 12,93	p < 0,01
LQ KG ± s	67 ± 17,23	75 ± 17,95	77 ± 15,27	p < 0,01

Ergebnisse

Die Gruppen starteten zu T0 mit einem unterschiedlich hohen Score zur Lebensqualität, die von der IG als schlechter empfunden wurde. Es ist zu beobachten, dass die Lebensqualität sich in der IG stärker verbessert, als in der KG, da die Spanne der Verbesserung größer ist. Zum Messpunkt T2 wird die Lebensqualität von beiden Gruppen als gleich empfunden. Bei einem Vergleich der Lebensqualität zu den drei Messpunkten ist in beiden Gruppen eine signifikante Verbesserung zu sehen.

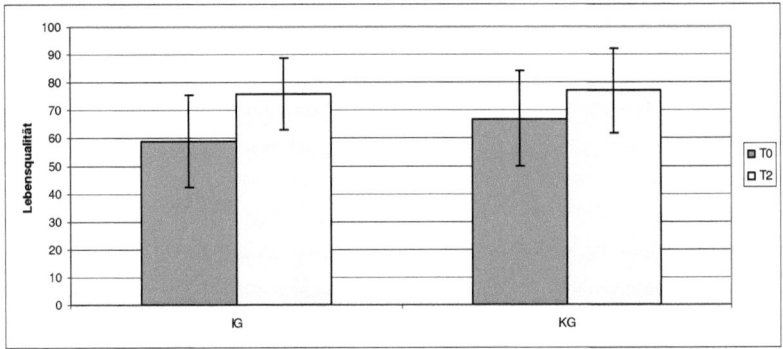

Abbildung 12: Vergleich der Lebensqualität zwischen der Interventionsgruppe und der Kontrollgruppe zu T0 und T2 (t-Test, Mittelwerte + Standardabweichungen (s))

Wie bei der Varianzanalyse beschrieben, liegen zu T0 verschieden hohe Scores für die beiden Gruppen vor, welcher aber im t-Test nicht signifikant unterschiedlich sind (p = 0,202). Zum Untersuchungszeitpunkt T2 erreichen beide Gruppen Scores, die sich nicht signifikant unterscheiden (p = 0,7412).

Ein Zuwachs an Lebensqualität ist in beiden Gruppen zu erkennen, der allerdings in der IG aufgrund des geringeren Ausgangswertes höher ist.

Ergebnisse

Funktionelle Probleme

Schwierigkeiten bei einer körperlichen Arbeit (Physical functioning = PF)

Tabelle 19: Schwierigkeiten bei einer körperlichen Arbeit zu den drei Messpunkten der Interventionsgruppe und Kontrollgruppe (Varianzanalyse, Mittelwert + Standardabweichung (s) Irrtumswahrscheinlichkeit (p))

	T0	T1	T2	Signifikanz
PF IG ± s	76 ± 15,09	77 ± 23,07	63 ± 24,07	n. s.
PF KG ± s	83 ± 12,78	81 ± 13,44	89 ± 10,51	p < 0,05

Eine körperliche Arbeit auszuführen wurde zu T0 von beiden Gruppen unterschiedlich schwer empfunden und verbesserte sich in der IG bis zum Zeitpunkt T1 nur minimal, während eine geringe Verschlechterung in der KG zu erkennen ist. Eine signifikante Verbesserung in der empfundenen Schwere einer körperlichen Arbeit ist in der KG zu T2 zu sehen, während sich der Wert in der IG nicht signifikant verschlechtert.

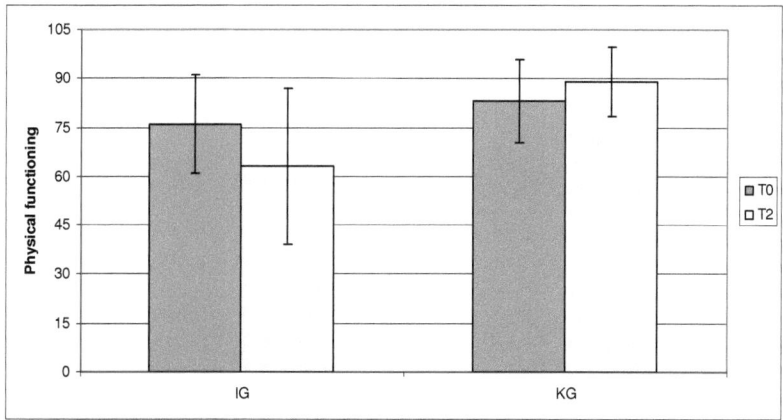

Abbildung 13: Vergleich der Schwierigkeiten bei einer körperlichen Arbeit zwischen der Interventionsgruppe und der Kontrollgruppe zu T0 und T2 (t-Test, Mittelwerte + Standardabweichungen (s))

Die Ergebnisse beider Gruppen untereinander zu T0 und T2 weisen keinen signifikanten Unterschied auf (T0: p = 0,318 / T2: p = 0,334).

Ergebnisse

Rollenverhalten (Role functioning = RF)

Tabelle 20: Rollenverhalten zu den drei Messpunkten der Interventionsgruppe und Kontrollgruppe (Varianzanalyse, Mittelwert + Standardabweichung (s) Irrtumswahrscheinlichkeit (p))

	T0	T1	T2	Signifikanz
RF IG ± s	58 ± 27,36	77 ± 23,07	85 ± 16,5	p < 0,01
RF KG ± s	67 ± 23,2	77 ± 19,8	82 ± 16,6	p < 0,01

Im Rollenverhalten, zu dem mögliche Einschränkungen bei der täglichen Arbeit oder in der Freizeit gehören, wird von der IG zu T0 ein geringerer Score angegeben als von der KG. Der Score verbessert sich in beiden Gruppen auf einen fast gleichen Wert zu T1 bzw. T2. In beiden Gruppen ist die Veränderung hochsignifikant.

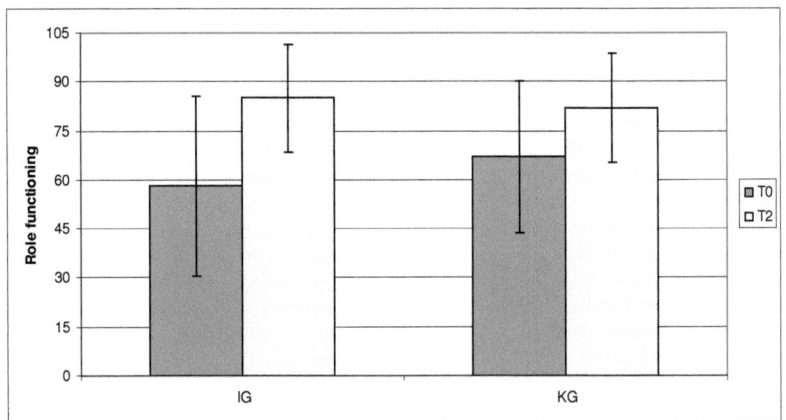

Abbildung 14: Vergleich des Rollenverhaltens zwischen der Interventionsgruppe und der Kontrollgruppe zu T0 und T2 (t-Test, Mittelwerte + Standardabweichungen (s))

Ein signifikanter Unterschied beider Gruppen zu T0 (p = 0,330) und T2 (p = 0,591) liegt nicht vor.

Aufgrund des geringen Scores zu T0 in der IG und des fast identischen Scores beider Gruppen zu T2, fällt die positive Veränderung im Rollenverhalten in der IG stärker aus.

Ergebnisse

Emotionalität (Emotional functioning = EF)

Tabelle 21: Emotionalität zu den drei Messpunkten der Interventionsgruppe und Kontrollgruppe (Varianzanalyse, Mittelwert + Standardabweichung (s) Irrtumswahrscheinlichkeit (p))

	T0	T1	T2	Signifikanz
EF IG ± s	50 ± 26,81	65 ± 22,01	70 ± 23,67	p < 0,05
EF KG ± s	54 ± 26,3	68 ± 21,16	71 ± 26,98	p < 0,05

Der Bereich der Emotionalität umfasst den Grad der Reizbarkeit, Niedergeschlagenheit, Anspannung und Höhe der Sorgen der Teilnehmer. Beide Gruppen starteten mit einem fast identischen Score-Ergebnis, das sich über T1 bis zu T2 in beiden Gruppen gleich positiv signifikant verbessert.

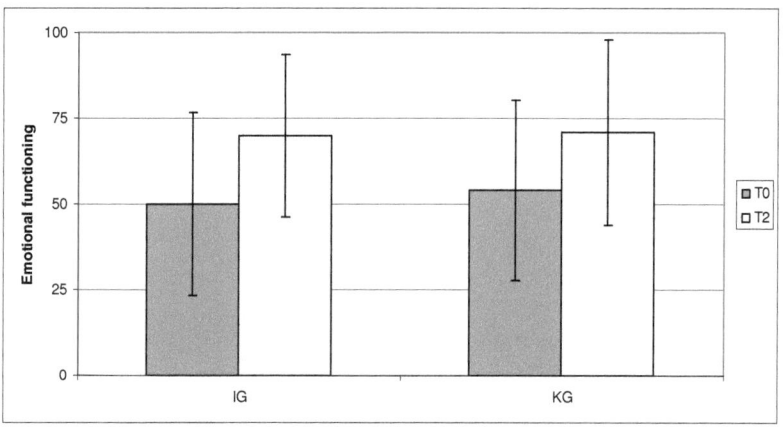

Abbildung 15: Vergleich der Emotionalität zwischen der Interventionsgruppe und der Kontrollgruppe zu T0 und T2 (t-Test, Mittelwerte + Standardabweichungen (s))

Zu beiden Messpunkten T0 (p = 0,649) und T2 (p = 0,864) liegen keine signifikanten Unterschiede zwischen der IG und der KG vor.

Ergebnisse

Kognition (Cognitive functioning = CF)

Tabelle 22: Kognition zu den drei Messpunkten der Interventionsgruppe und Kontrollgruppe (Varianzanalyse, Mittelwert + Standardabweichung (s) Irrtumswahrscheinlichkeit (p))

	T0	T1	T2	Signifikanz
CF IG ± s	44 ± 27,21	73 ± 18,68	68 ± 26,62	p < 0,01
CF KG ± s	53 ± 23,25	64 ± 24,17	74 ± 24,4	p < 0,01

Konzentrations- und Erinnerungsprobleme werden mit den Fragen zur Kognition erfasst. Die IG startet zu T0 mit einem um knapp 10 Scores schlechteren Ergebnis als die KG. Beide Gruppen verbessern sich zu T1. Während in der KG von T1 zu T2 eine weitere Verbesserung zu sehen ist, verschlechtert sich die IG von zu T1 zu T2, bleibt aber bei einem um 24 Scores höheren Ergebnis zu T0. In beiden Gruppen ist die Verbesserung von T0 zu T2 hochsignifikant.

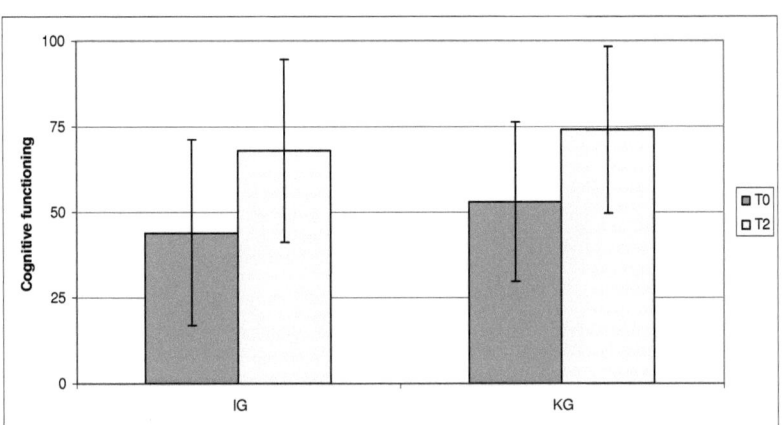

Abbildung 16: Vergleich der Kognition zwischen der Interventionsgruppe und der Kontrollgruppe zu T0 und T2 (t-Test, Mittelwerte + Standardabweichungen (s))

Ein Vergleich beider Gruppen zu T0 (p = 0,30) und T2 (p = 0,564) hat keine Signifikanz ergeben.

Ergebnisse

Soziale Situation (Social functioning = SF)

Tabelle 23: Soziale Situation zu den drei Messpunkten der Interventionsgruppe und Kontrollgruppe (Varianzanalyse, Mittelwert + Standardabweichung (s) Irrtumswahrscheinlichkeit (p))

	T0	T1	T2	Signifikanz
SF IG ± s	63 ± 31,62	78 ± 21,33	84 ± 19,38	p < 0,05
SF KG ± s	54 ± 32,23	65 ± 28,27	73 ± 23,66	p < 0,05

Die Auswirkungen der medizinischen Behandlung auf das Familien- und soziale Leben werden mit den Fragen zur sozialen Situation erhoben. Die IG startet mit einem um ca. 10 Scores höheren Wert als die KG. Beide Gruppen verbessern sich über die T1 bis zu T2 signifikant.

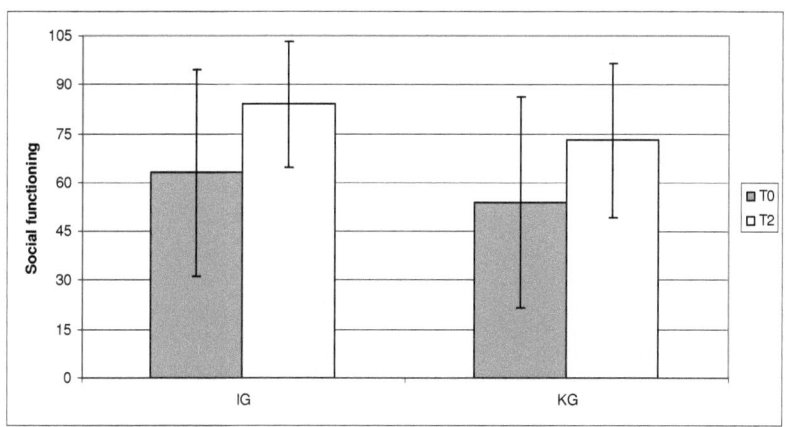

Abbildung 17: Vergleich der sozialen Situation zwischen der Interventionsgruppe und der Kontrollgruppe zu T0 und T2 (t-Test, Mittelwerte, Standardabweichungen (s))

Die Ergebnisse an beiden Messpunkten T0 (p = 0,442) und T2 (p = 0,149) zeigen keinen signifikanten Unterschied der Gruppen untereinander.

Ergebnisse

Symptomorientierte Probleme

Fatigue (FA)

Tabelle 24: Fatigue zu den drei Messpunkten der Interventionsgruppe und Kontrollgruppe (Varianzanalyse, Mittelwert + Standardabweichung (s) Irrtumswahrscheinlichkeit (p))

	T0	T1	T2	Signifikanz
FA IG ± s	49 ± 23,7	31 ± 20,22	26 ± 23	p < 0,01
FA KG ± s	47 ± 17,79	23 ± 14,2	34 ± 26	p < 0,01

Fragen zur außergewöhnlichen körperlichen, psychischen und geistigen Erschöpfung, der Fatigue, gehören zu den symptomorientierten Problemen. Beide Gruppen starten mit einer fast identischen Ausprägung der Erkrankung zu T0 und verbessern sich zu T1. In der IG kommt es zu einem weiteren Absinken des Wertes und damit zu einer Verbesserung bis zu T2. In der KG kommt es zu einer Verbesserung bis zu T1. Zu T2 verschlechtert sich der Wert, bleibt aber unter dem Ausgangswert. In beiden Gruppen ist die Verbesserung hochsignifikant.

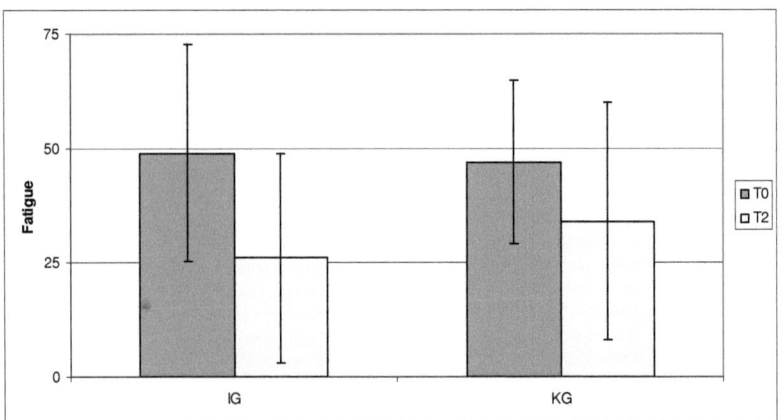

Abbildung 18: Vergleich der Fatigue zwischen der Interventionsgruppe und der Kontrollgruppe zu T0 und T2 (t-Test, Mittelwerte, Standardabweichungen (s))

Es existieren zwischen beiden Gruppen zu beiden Messpunkten T0 (p = 0,774) und T2 (p = 0,630) keine signifikanten Unterschiede.

Ergebnisse

Schmerz (PA)

Tabelle 25: Schmerz zu den drei Messpunkten der Interventionsgruppe und Kontrollgruppe (Varianzanalyse, Mittelwert + Standardabweichung (s) Irrtumswahrscheinlichkeit (p))

	T0	T1	T2	Signifikanz
PA IG ± s	30 ± 30,98	21 ± 26,33	21 ± 28,5	n. s.
PA KG ± s	21 ± 19,64	22 ± 23,57	13 ± 15,71	n. s.

Die Verminderung des Schmerzempfindens ist in ihrer Entwicklung bei der IG und KG in Tabelle 25 zu erkennen. Die Gruppen starten mit unterschiedlich hohem Score-Ergebnis, welches sich in beiden Gruppen bis zu T2 reduziert. Das reduzierte Schmerzempfinden ist in beiden Gruppen nicht signifikant. Ein Unterschied im Schmerzempfinden beider Gruppen ist weder zu T0 noch zu T2 signifikant.

Ein Vergleich der beiden Gruppen zu T0 und T2 ergab keinen signifikanten Unterschied zwischen beiden (T0: p = 0,335 / T2: p = 0,308). Da die Standardabweichungen zum Item Schmerz das arithmetische Mittel überschreiten, ist auf eine graphische Darstellung verzichtet worden.

Dyspnoe (DY)

Tabelle 26: Dyspnoe zu den drei Messpunkten der Interventionsgruppe und Kontrollgruppe (Varianzanalyse, Mittelwert + Standardabweichung (s) Irrtumswahrscheinlichkeit (p))

	T0	T1	T2	Signifikanz
DY IG ± s	33 ± 33,33	29 ± 32,24	17 ± 30,5	n. s.
DY KG ± s	44 ± 30	37 ± 32,11	20 ± 20,25	p < 0,01

Tabelle 26 stellt die Veränderungen der Dyspnoe über den Verlauf der Untersuchung dar. Die KG startet mit einem schlechteren Score-Ergebnis zu T0 und halbiert dieses bis zu T2. Die Veränderung von T0 bis T2 ist hochsignifikant. In der IG sind auch positive Veränderungen zu erkennen, die aber nicht signifikant sind.

Ergebnisse

Der t-Test ergab keinen signifikanten Unterschied im Vergleich beider Gruppen zu den Untersuchungszeitpunkten T0 (p = 0,324) und T2 (p = 0,772). Aufgrund der sehr großen Standardabweichung werden die Ergebnisse des t-Tests zum Item Dyspnoe nicht graphisch dargestellt.

Schlaflosigkeit (Insomnia = SL)

Tabelle 27: Schlaflosigkeit zu den drei Messpunkten der Interventionsgruppe und Kontrollgruppe (Varianzanalyse, Mittelwert + Standardabweichung (s) Irrtumswahrscheinlichkeit (p))

	T0	T1	T2	Signifikanz
SL IG ± s	48 ± 30,51	39 ± 31,37	42 ± 11,26	n. s.
SL KG ± s	75 ± 27,54	51 ± 32,78	46 ± 28,32	p < 0,01

Unterschiede zeigen sich zwischen der IG und der KG in den Verläufen beim Item „Schlaflosigkeit". Während die IG mit einem besseren Score-Ergebnis als die KG startet, verbessert sich die IG nur minimal. Eine hochsignifikante Verbesserung von T0 zu T2 ist in der KG zu erkennen.

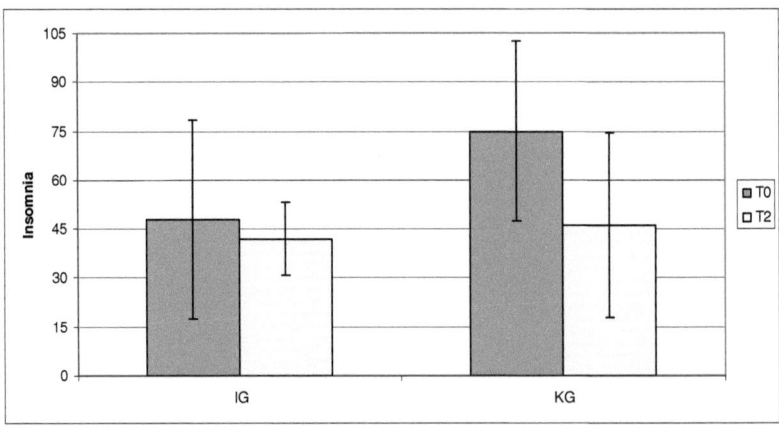

Abbildung 19: Vergleich der Schlaflosigkeit (Mittelwerte) zwischen der Interventionsgruppe und der Kontrollgruppe zu T0 und T2 (t-Test, Mittelwerte + Standardabweichungen (s))

Zwischen den Gruppen besteht zu T0 ein signifikanter Unterschied (p = 0,012). Die Angaben zur Schlaflosigkeit sind in der KG signifikant schlechter als in der

IG. Zu T2 liegt kein signifikanter Unterschied beider Gruppen untereinander vor (p = 0,675).

In Tabelle 28 und 29 wird der Verlauf fünf weiterer Items der IG und KG dargestellt. In fast allen fünf Items, Appetitlosigkeit, Verstopfung, Diarrhoe, Übelkeit und Erbrechen sowie finanzielle Probleme ist eine Verbesserung von T0 zu T2 zu erkennen, die im Vergleich der beiden Gruppen in der IG stärker ausfällt, aber in beiden Gruppen nicht signifikant ist.

Interventionsgruppe

Tabelle 28: Weitere Score-Ergebnisse zu symptomorientierten Problemen des EORTC QLQ C30 im Vergleich T0 / T1 / T2 der Interventionsgruppe (Varianzanalyse, Mittelwert + Standardabweichung (s) Irrtumswahrscheinlichkeit (p))

	T0	T1	T2	Signifikanz
Appetitlosigkeit ± s	13 ± 24,55	6 ± 13,80	4 ± 11,72	n. s.
Verstopfung ± s	13 ± 24,55	4 ± 11,72	0,0	n. s.
Diarrhoe ± s	17 ± 24,77	8 ± 19,78	2 ± 8,50	n. s.
Übelkeit und Erbrechen ± s	8 ± 26,62	2 ± 5,86	2 ± 5,86	n. s.
Finanzielle Probleme ± s	24 ± 38,76	13 ± 21,08	13 ± 24	n. s.

Ergebnisse

Kontrollgruppe

Tabelle 29: Weitere Score-Ergebnisse zu symptomorientierten Problemen des EORTC QLQ C30 im Vergleich T0 / T1 / T2 der Kontrollgruppe (Varianzanalyse, Mittelwert + Standardabweichung (s) Irrtumswahrscheinlichkeit (p))

	T0	T1	T2	Signifikanz
Appetitlosigkeit	9 ± 19,15	6 ± 17,14	4 ± 10,71	n. s.
Verstopfung	16 ± 28,58	13 ± 23,25	6 ± 12,78	n. s.
Diarrhoe	6 ± 13,09	6 ± 17,61	6 ± 13,09	n. s.
Übelkeit und Erbrechen	12 ± 24,12	8 ± 20,0	2 ± 5,38	n. s.
Finanzielle Probleme ± s	39 ± 36,6	28 ± 36,6	36 ± 34,74	n. s.

Die benannten symptomorientierten Probleme treten primär in der Phase der adjuvanten Therapie (Chemotherapie) auf. Da sich alle an der Studie teilnehmenden Patientinnen bereits in der Phase nach der Chemotherapie befanden und sowohl die Varianzanalyse zum Vergleich der Daten der Gruppe im Verlauf der Untersuchung, als auch der t-Test zu den Items der Gruppen untereinander keinen signifikanten Unterschied ergeben haben, ist auf eine weitere Erklärung der t-Test Ergebnisse verzichtet worden.

Brustkrebsmodul QLQ BR23

Funktionelle Probleme

Körperbild (Body Image = BRBI)

Tabelle 30: Körperbild zu den drei Messpunkten der Interventionsgruppe und Kontrollgruppe (Varianzanalyse, Mittelwert + Standardabweichung (s) Irrtumswahrscheinlichkeit (p))

	T0	T1	T2	Signifikanz
BRBI IG ± s	64 ± 31,88	76 ± 26,88	76 ± 27,69	n. s.
BRBI KG ± s	61 ± 36,28	69 ± 34,41	72 ± 33,94	n. s.

Ergebnisse

Das Score-Ergebnis zum Item „Körperbild" ist zu T0 in fast beiden Gruppen identisch und verbessert sich bis zu T2 auf einen fast gleiches Score-Ergebnis.

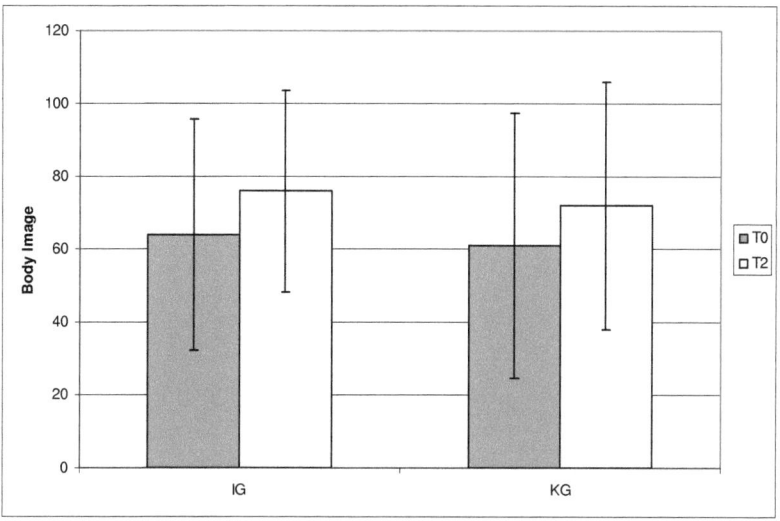

Abbildung 20: Vergleich des Körperbildes zwischen der Interventionsgruppe und der Kontrollgruppe zu T0 und T2 (t-Test, Mittelwerte, Standardabweichungen (s))

Zu den Untersuchungszeitpunkten T0 (p = 0,799) und T2 (p = 0,699) besteht kein signifikanter Unterschied zwischen beiden Gruppen.

Zunkunftsperspektiven (Future perspective = BRFU)

Tabelle 31: Zukunftsperspektiven zu den drei Messpunkten der Interventionsgruppe und Kontrollgruppe (Varianzanalyse, Mittelwert + Standardabweichung (s) Irrtumswahrscheinlichkeit (p))

	T0	T1	T2	Signifikanz
BRFU IG ± s	51 ± 21,33	67 ± 16,01	67 ± 22,24	p < 0,05
BRFU KG ± s	39 ± 26,19	54 ± 20,25	56 ± 25,56	p < 0,05

Das Score-Ergebnis zum Item „Zukunftsperspektive" zu T0 ist in der KG um etwa 12 Punkte gegenüber der IG erniedrigt. Diese Differenz bleibt auch bis T2 bestehen. Die positiven Veränderungen bis zu T2 sind in beiden Gruppen gleich groß und sind signifikant.

Ergebnisse

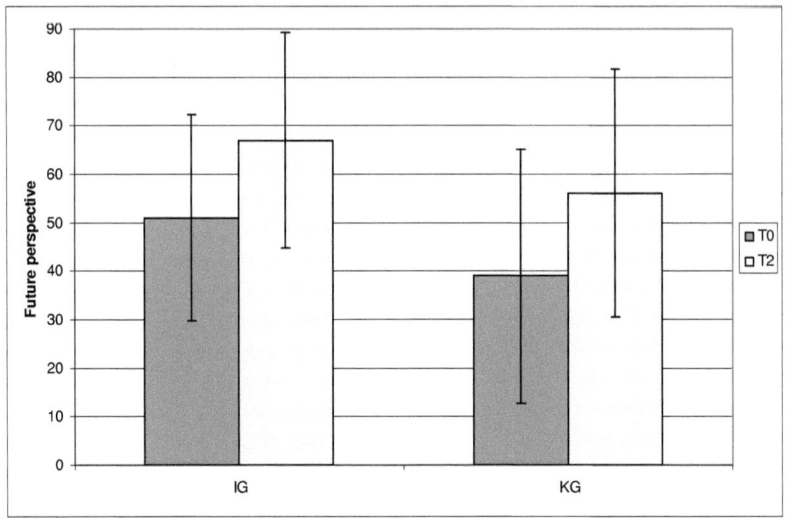

Abbildung 21: Vergleich der Zukunftsperspektiven zwischen der Interventionsgruppe und der Kontrollgruppe (t-Test, Mittelwerte + Standardabweichungen (s))

Trotz der Unterschiede der Score-Ergebnisse besteht kein signifikanter Unterschied der Gruppen zu beiden Messzeitpunkten T0 ($p = 0{,}157$) und T2 ($p = 0{,}157$).

Die Fragen zum Sexualleben wurden nicht von allen Patientinnen beantwortet. Auf die Frage zur sexuellen Aktivität bzw. Interesse wurde nur von 14 Teilnehmern der IG und 13 Teilnehmern der KG eine Antwort gegeben. Die Frage bezüglich der Freunde am Sex wurde nur von zwei Teilnehmern der IG und von 4 Teilnehmern der KG beantwortet.

In beiden Fragen starten die Gruppen mit einem fast identischem Score-Ergebnis, welches sich im Verlauf zu T2 gleichsam verändert.

Ergebnisse

Sexualleben (Sexual functioning = BRSEF)

Tabelle 32: Sexualleben und „Freude am Sex" zu den drei Messpunkten der Interventionsgruppe und Kontrollgruppe (Varianzanalyse, Mittelwert + Standardabweichung (s) Irrtumswahrscheinlichkeit (p))

	T0	T1	T2	Signifikanz
BRSEF IG ± s	79 ± 18,69	73 ± 19,29	65 ± 22,13	n. s.
BRSEF KG ± s	73 ± 26,82	70, 26,48	66 ± 28,86	n. s.

"Freude am Sex" (Sexual enjoyment = BRSEE)

	T0	T1	T2	Signifikanz
BRSEE IG ± s	66 ± 0	49 ± 23,56	33 ± 47	n. s.
BRSEE KG ± s	66 ± 38,49	50 ± 19,24	42 ± 16,66	n. s.

Auf einen t-Test wurde aufgrund der geringen Teilnehmerzahl zu diesen Fragen verzichtet.

Symptomorientierte Probleme

Nebenwirkungen der systemischen Therapie (Systematic therapy side effects = BRST)

Tabelle 33: Nebenwirkungen der systemischen Therapie zu den drei Messpunkten der Interventionsgruppe und Kontrollgruppe (Varianzanalyse, Mittelwert + Standardabweichung (s) Irrtumswahrscheinlichkeit (p))

	T0	T1	T2	Signifikanz
BRST IG ± s	40 ± 18,17	22 ± 11,83	19 ± 14,84	$p < 0,01$
BRST KG ± s	41 ± 22,9	34 ± 27,61	29 ± 23,468	n. s.

Die Nebenwirkungen der systemischen Therapie werden in beiden Gruppen mit dem gleichen Score zu T0 angegeben. Sowohl in der KG, als auch in der IG ist eine Verbesserung bis zu T2 zu erkennen, die allerdings in der IG deutlicher und auch hochsignifikant ist.

Ergebnisse

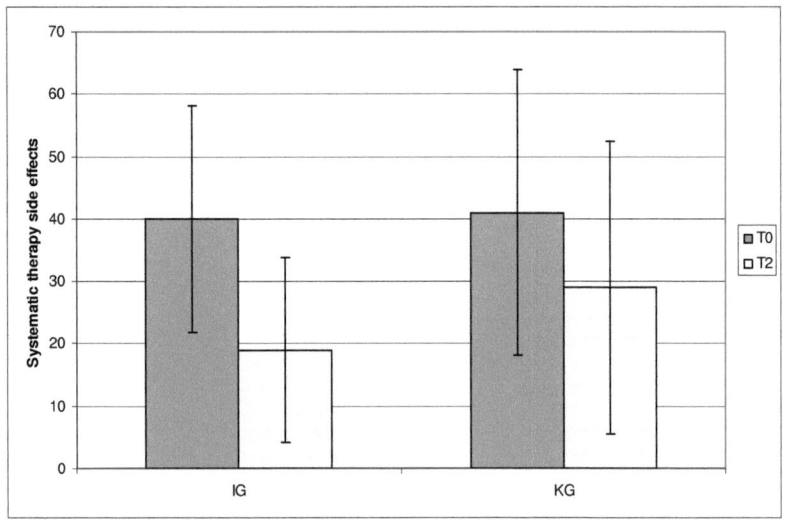

Abbildung 22: Vergleich der Nebenwirkungen der systemischen Therapie zwischen der Interventionsgruppe und der Kontrollgruppe zu T0 und T2 (t-Test, Mittelwerte + Standardabweichungen (s))

Es besteht kein signifikanter Unterschied zwischen den Gruppen zu den Messpunkten T0 ($p = 0{,}90$) und T2 ($p = 0{,}186$).

Brust-Symptome (Breast symtoms = BRBS)

Tabelle 34: Brustsymptome zu den drei Messpunkten der Interventionsgruppe und Kontrollgruppe (Varianzanalyse, Mittelwert + Standardabweichung (s) Irrtumswahrscheinlichkeit (p))

	T0	T1	T2	Signifikanz
BRBS IG ± s	23 ± 19,49	34 ± 25,17	13 ± 12,62	$p < 0{,}01$
BRBS KG ± s	33 ± 23,12	27 ± 21,3	25 ± 19,8	n. s.

Das Score-Ergebnis zum Item „Brust-Symptome" zu T0 ist in der KG um etwa 10 Punkte gegenüber der IG erhöht, die bis zu T2 bestehen beleibt. In beiden Gruppen ist eine Verbesserung im Verlauf zu T2 zu erkennen und in etwa gleich stark, wobei die Veränderungen in der IG hochsignifikant sind.

Ergebnisse

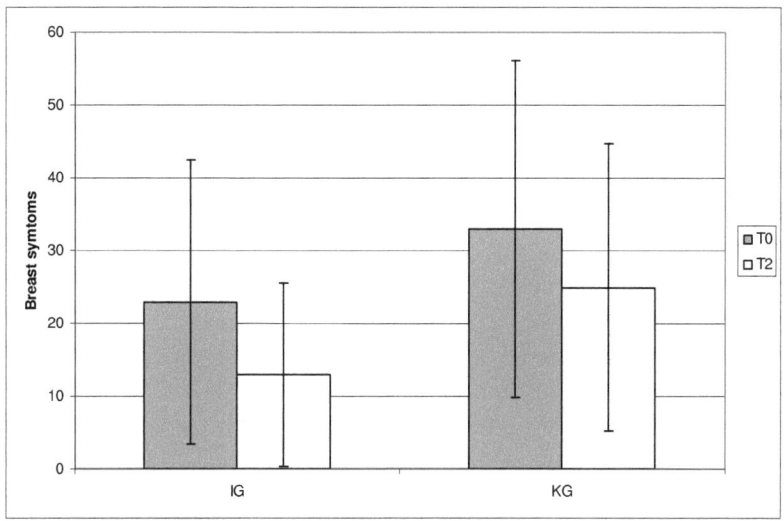

Abbildung 23: Vergleich der Brustsymptome zwischen der Interventionsgruppe und Kontrollgruppe (t-Test, Mittelwerte + Standardabweichungen (s))

Der Vergleich der beiden Gruppen zu den Messzeitpunkten T0 (p = 0,853) und T2 (p = 0,051) ergab keinen signifikanten Unterschied der Score-Ergebnisse.

Armbeschwerden (Arm symptoms = BRAS)

Tabelle 35: Nebenwirkungen der systemischen Therapie zu den drei Messpunkten der Interventionsgruppe und Kontrollgruppe (Varianzanalyse, Mittelwert + Standardabweichung (s) Irrtumswahrscheinlichkeit (p))

	T0	T1	T2	Signifikanz
BRAS IG ± s	30 ± 26,44	20 ± 16,89	27 ± 18,23	n. s.
BRAS KG ± s	37 ± 21,4	29 ± 24,86	25 ± 21,77	n. s.

Die Score-Ergebnisse zum Item Armbeschwerden verringern sich in beiden Gruppen von T0 zu T2, was aber sowohl in der IG als auch in der KG nicht signifikant ist.

Ergebnisse

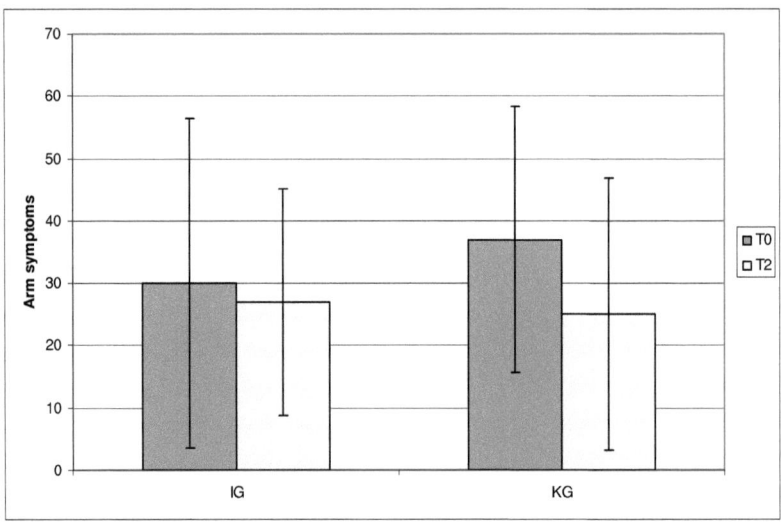

Abbildung 24: Vergleich der Armbeschwerden zwischen der Interventionsgruppe und Kontrollgruppe zu T0 und T2 (t-Test, Mittelwerte + Standardabweichungen (s))

Zu den Messzeitpunkten T0 (p = 0,341) und T2 (p = 0,436) liegen keine signifikanten Unterschiede zwischen den beiden Gruppen vor.

Beunruhigt durch Haarausfall Upset by hair loss (BRHL)

Tabelle 36: Beunruhigt durch Haarausfall zu den drei Messpunkten der Interventionsgruppe und Kontrollgruppe (Varianzanalyse, Mittelwert + Standartabweichung (s) Irrtumswahrscheinlichkeit (p))

	T0	T1	T2	Signifikanz
BRHL IG ± s	100	66	33	-----
BRHL KG ± s	50 ± 43,03	67 ± 47,12	67 ± 47,12	n. s.

Die Frage inwieweit ein Haarausfall beunruhigt, ist nur von einer Teilnehmerin aus der Interventionsgruppe und vier Teilnehmern aus der Kontrollgruppe beantwortet worden. Eine statistische Auswertung in der Interventionsgruppe war aus diesem Grund nicht möglich. In der Kontrollgruppe ist eine Verschlechterung der Werte von T0 zu T2 zu erkennen, die aber nicht signifikant ist.

Auf einen Vergleich der beiden Gruppen zu den Messpunkten T0 und T2 ist aufgrund der geringen Teilnehmerzahl zu dieser Frage verzichtet worden.

9 Diskussion

Die medizinischen Fortschritte in der Mammakarzinomtherapie erfordern auch eine Neugestaltung von sporttherapeutischen Bewegungsprogrammen in der Rehabilitation und der anschließenden wohnortnahen Betreuung. Die Literatur beschreibt gute Ergebnisse in der Sport- und Bewegungstherapie, weist aber auch auf den bestehenden Forschungsbedarf betreffend konkreter standardisierter Therapieempfehlungen hin. Mit der vorliegenden Studie ist das Ziel einer Standardisierung in der sporttherapeutischen Betreuung von Mammakarzinompatienten zu erreichen, verfolgt worden. Die aus der Studie resultierenden Therapieempfehlungen werden in Abschnitt 10 getätigt und tragen so zu der gewünschten Standardisierung in der sporttherapeutischen Betreuung von Mammakarzinompatienten bei.

Das Ziel der Studie war, eine Aussage zur Effektivität und Einsetzbarkeit des sanften Krafttrainings in der Rehanachsorge im Vergleich zu einer konventionellen Brustkrebssportgruppe treffen zu können. Hierfür werden im Kapitel Diskussion, die Methoden sowie die Probleme, die sich während der Datenerhebung ergaben, dargestellt und diskutiert. Anschließend werden die gewonnenen Ergebnisse diskutiert. In die Diskussion fließt die Überprüfung der in Kapitel 6.5 vorgestellten Forschungshypothesen mit ein.

9.1 Methodendiskussion

Im folgendem Teil werden die Methoden der Untersuchung diskutiert.

9.1.1 Probanden

In die Studie wurden, wie unter 7.2 beschrieben, 38 Patientinnen aufgenommen und randomisiert, von denen 33 Patientinnen die Untersuchung abgeschlossen haben. Die Daten für die Studie wurden durch Ausdaueruntersuchungen, Kraftmessungen und Fragebögen erhoben.

Die in 7.2 aufgelisteten Ein- und Ausschlusskriterien für die Teilnahme an der Studie wurden zum Schutz der Patientinnen vor gesundheitlichen Schädigungen im Rahmen der Testungen definiert. Die Kontraindikationen für

Diskussion

die Teilnahme bestätigten sich im Verlauf der Studie, da bei keiner Patientin aufgrund des therapeutischen Trainings körperliche Probleme entstanden. Trotz der vorhandenen Ein- und Ausschlusskriterien war es auch Patientinnen mit Komplikationen (Bandscheibenvorfall / gut eingestellter Bluthochdruck) möglich an der Studie teilzunehmen. Mit den Krebssportgruppen als wohnortnahe sporttherapeutische Betreuung sollte ein Programm entwickelt werden, welches für viele Patienten zugänglich ist.

Die Gruppenverteilung ist in Kapitel 7.2 in den Tabellen 6 beschrieben, in der die Parameter Alter, Größe, Gewicht und der Zeitpunkt der Diagnose gegenübergestellt werden. Es liegt für alle Punkte kein statistischer Unterschied vor.

9.1.2 Testverfahren

Die für die Evaluation durchgeführten Testverfahren sind in der Methodik in Kapitel 7 beschrieben und werden nun diskutiert. Es konnte davon ausgegangen werden, dass für die Patientinnen keine gesundheitlichen Gefahren durch das Testverfahren entstehen, da die Patientinnen vorher ärztlich untersucht wurden, um gesundheitliche Risiken auszuschließen.

9.1.2.1 Ausdauertest

In der Methodik in Kapitel 7.4.1.1 ist der Ausdauertest beschrieben und erläutert.

Der WHO-Ausdauertest wird für den therapeutischen Bereich mit einer Pulsobergrenze von 220 (Puls) - Lebensalter für eine Testung in der Reha-Phase empfohlen (Baumann 2008). Der Belastungsbeginn von 25 Watt nach WHO-Schema konnte aufgrund technischer Gegebenheiten nicht übernommen werden und lag in der Studie bei 50 Watt. Dieses Veränderung konnte toleriert werden, da die Anforderungen bei einem Durchschnittsgewicht von 82kg in der IG und 68kg in der KG unter einem Watt/kg Körpergewicht lag.

In Abhängigkeit von der Belastbarkeit wird in der Sport- und Bewegungstherapie für eine Einteilung in geeignete Therapiegruppen zwischen einer Hockergruppe mit einer Belastung von > 0,3-0,5 Watt/kg Körpergewicht,

Diskussion

einer Übungsgruppe mit einer Belastung von > 0,5-1,0 Watt/kg Körpergewicht sowie einer Trainingsgruppe mit einer Belastung von > 1 Watt/kg Körpergewicht unterschieden (Bjarnason-Wehrens 2005). Der Belastungsbeginn von 50 Watt lag daher zwischen der Belastung einer Übungs- und Trainingsgruppe. Alle Patientinnen haben die 50-Watt-Belastung erbracht. Einige gaben bei Erreichen der maximalen Wattzahl an, dass sie noch länger hätten fahren können. Nur wenige Patientinnen brachen den Test vor dem Erreichen der Wattobergrenze und Pulsgrenze ab.

Beim Ausdauertest als submaximaler Test nach WHO-Schema zeigten sich keinerlei körperliche Schädigungen oder andere Probleme. Er kann somit empfohlen werden. Die Wattobergrenze kann in weiteren Studien in der Rehanachsorgephase höher gesetzt werden oder auch entfallen, da durch eine regelmäßige Pulsmessung und Festsetzen einer Pulsobergrenze eine Überbelastung ausgeschlossen werden kann.

9.1.2.2 Krafttest

Die Methodik des 1hRM als Krafttest wird in Kapitel 7.4.1.2 beschrieben.
In den meisten Studien wird zur Bestimmung der Maximalkraft, als Grundlage für die Planung und Steuerung des Trainings, ein One-Repetition-Maximum-Test (1RM) durchgeführt. Dieses Testverfahren ist zwar sehr genau, aber nicht absolut exakt. Für die Ermittlung der Maximalkraft im Rahmen der Eingangsdiagnostik liegen noch keine Trainingsergebnisse vor. Aus diesem Grund wird das Gewicht frei gewählt und so lange erhöht, bis das nächst höhere Gewicht nicht mehr geschafft wird. Der Muskel wird durch die anstrengenden Wiederholungen ermüdet, weshalb eine gewisse ermüdungsbedingte Fehlerquote der Ergebnisse nicht auszuschließen ist. Des Weiteren entstehen bei einem 1RM hohe Belastungsspitzen auf Muskulatur, Knochen und Gefäße (Gießing 2003). In der vorliegenden Studie ist der h1RM zur Bestimmung der Maximalkraft verwendet worden. Der Test war für alle Patientinnen verständlich und sehr gut umsetzbar, und es entstanden keinerlei körperliche Schädigungen oder Probleme durch die Testung.

Diskussion

Um die Validität der Kraftmessungen zu gewährleisten, bestand zu allen Messzeitpunkten die gleiche Motivationsstruktur des Sporttherapeuten, der den Test immer nach dem gleichen Schema in einem ruhigen Ton erklärte.
Die Verwendung des h1RM zur Bestimmung der Maximalkraft ist sehr zu empfehlen und sollte in weiteren onkologischen Studien zum Vergleich der Ergebnisse verwendet werden.

9.1.2.3 Psychische und psychosoziale Untersuchung

Für die Erfassung der Lebensqualität wurde der EORTC C30 Version 3 und das für Brustkrebspatientinnen geeignete Modul BR23 ausgewählt.
Die Fragen waren für alle Patientinnen verständlich, so dass das Ausfüllen der Fragebögen unproblematisch war und keine Patientin das Ausfüllen des Bogens verweigerte.
Da alle Patientinnen postoperativ waren und die Chemotherapie bereits seit einigen Monaten abgeschlossen hatten, konvenierten einige Fragen nicht mit der Behandlungsphase der Patientinnen. Daher wurden einige Fragen des symptomorientierten Bereichs (Übelkeit, Erbrechen, Verstopfung und Durchfall) bereits zu T0 negativ beantwortet.
Die Fragen zum Sexualleben des Moduls BR23 wurden von den meisten Patientinnen nicht beantwortet, da sie als zu privat empfunden wurden.
Insgesamt gibt der EORTC C30 und das Modul BR 23 gut die aktuellen Gegebenheiten der Lebensqualität und die bewegungsspezifischen Situationen von Mammakarzinompatientinnen wieder und kann für weitere Studien empfohlen werden.

9.1.3 Sporttherapeutisches Interventionsprogramm in der Kontrollgruppe

Die KG hat über den Untersuchungszeitraum eine Gymnastik für Frauen nach einer Mammakarzinomerkrankung als bewegungstherapeutische Intervention erhalten.
Die Schwerpunkte der Stunden, die die Bereiche Koordination, Kräftigung, Kondition und ein Alltagstraining umfassten, wechselten von Einheit zu Einheit mit Wiederholungen, damit die Patientinnen einen Trainingseffekt spürten. Auf

Diskussion

die Wünsche der Patientinnen nach bestimmten Trainingsgeräten oder Stundenschwerpunkten versuchte der Sporttherapeut einzugehen.

Da alle Patientinnen gegenüber der Studie sehr aufgeschlossen waren, konnte ein Wechseln von der KG in die IG oder eine Teilnahme an beiden Gruppen auf die Zeit nach der Studie verschoben werden. Private Aktivitäten, auf die kein Einfluss genommen werden konnte, wurden dokumentiert, um diese bei eventuellen Trainingseffekten berücksichtigen zu können.

9.1.4 Sporttherapeutisches Interventionsprogramm in der Interventionsgruppe

Das sanfte Krafttraining war Inhalt der sporttherapeutischen Interventionsmethode für die IG.

Die auf 50% des h1RM festgelegte Intensität mit einer Wiederholungszahl von 20 bei einem Satz pro Gerät und einer Intensitätserhöhung anhand der Borg-Skala, hat sich als sehr sinnvoll ergeben. Die aus der h1RM-Testung errechnete Intensität stellte sicher, dass keine Patientin in der IG überlastet, sondern jede Patientin individuell nach ihren Leistungsstand belastet wurde. Hierdurch konnte die Problematik der heterogenen Leistungsfähigkeit einer Gruppe und die Gefahr von Überlastungsschäden gelöst werden.

Anhand der Borg-Skala lernten die Patientinnen Belastungen besser einzuschätzen und konnten durch das Eintragen des Belastungsempfindens nach jeder Übung ihren Kraftzuwachs selbst erkennen.

Mit der regelmäßigen Kontrolle der ausgefüllten Trainingsbögen durch den Sporttherapeuten konnte das Training trotz Gruppentherapie sehr gut kontrolliert und der Trainingsverlauf sehr gut beobachtet werden. In der IG war eine individuelle Therapie optimal möglich, da trotz der Leistungsheterogenität innerhalb der Gruppe, eine individuelle genaue Belastungsvorgabe möglich war.

Anfängliche Bedenken der Patientinnen, mit der Technik der Geräte nicht umgehen zu können, wurden durch eine ruhige und geduldige Anleitung des Sporttherapeuten behoben.

Diskussion

9.2 Zusammenfassung der Methodendiskussion

Zur Evaluation der vorliegenden Studie wurden verschiedene Tests und Instrumente ausgewählt, die den physischen, psychischen und psychosozialen Bereich abdecken. Alle verwendeten Tests und Instrumente zeigten in deren Benutzung keine Schwierigkeiten. Mit der unter 9.1.2.1 genannten Veränderung für den Ausdauertest kann dieser, der Krafttest sowie die Fragebögen EORTC C30 und BR23 für weitere Untersuchungen empfohlen werden.

9.3 Ergebnisdiskussion

Im folgenden werden die Ergebnisse der an der Studie teilgenommenen Patienten vorgestellt. Bei einer fast homogenen Gruppenverteilung in eine KG und IG, haben die Patientinnen der IG über den Untersuchungszeitraum ein sanftes Krafttraining an Sequenzgeräten, die Patientinnen der KG ein gymnastisches Bewegungstraining als sporttherapeutische Intervention erhalten. Alle Patientinnen der IG haben das Training über den Untersuchungszeitraum komplikationslos absolviert. Des Weiteren wurden in der IG positive Effekte auf physischer, psychischer und psychosozialer Ebene festgestellt, die in den folgenden Kapiteln näher diskutiert werden. Die im Kapitel 6.6 aufgeführte Frage nach der Durchführbarkeit eines sanften Krafttrainings in der Rehanachsorge von Mammakarzinompatienten, kann somit positiv beantwortet werden. Das sanfte Krafttraining kann für die Rehanachsorge von Mammakarzinompatienten empfohlen werden.

9.3.1 Entwicklung der Ausdauerleistungsfähigkeit

Die unter 8.1 beschriebenen Ergebnisse der Ausdaueruntersuchungen zeigen eine Verbesserung über den Verlauf der Studie in beiden Gruppen. Der Ausdauertest sah eine Belastung einschließlich 100 Watt vor, die zu T0 von 8, der 15 Patientinnen aus der IG und von 14, der 18 Patientinnen erreicht wurde. Zu T2 haben, bis auf eine Patientin, in beiden Gruppen alle Patientinnen die letzte Belastungsstufe von 100 Watt erreicht. Trotz einer fehlenden Signifikanz in der Verbesserung der Herzfrequenzwerte über den Verlauf der Studie ist eine Tendenz der Verbesserung in beiden Gruppen zu erkennen.

Diskussion

Im Vergleich der Herzfrequenzen beider Gruppen bei 100 Watt zu T0 und T2 besteht kein signifikanter Unterschied.

In der vorliegenden Studie wurde, zusätzlich zur Herzfrequenz, am Ende jeder Belastungsstufe das subjektive Anstrengungsempfinden anhand einer numerischen Skala nach Borg gemessen. Die unter 8.1 beschriebenen Ergebnisse über das subjektive Anstrengungsempfinden lassen eine signifikante Verbesserung erkennen. Während die Verbesserung in der IG in allen drei Belastungsstufen über den Verlauf (T0/T1/T2) hochsignifikant ist (50 Watt: $p < 0{,}01$ / 75 Watt: $p < 0{,}01$ / 100 Watt: $p < 0{,}01$), ist die Verbesserung in der KG nur zu 50 Watt ($p < 0{,}01$) und 75 Watt ($p < 0{,}01$) hochsignifikant. Bei 100 Watt ist keine signifikante Veränderung zu sehen.

Im Vergleich von subjektivem Anstrengungsempfinden beider Gruppen bei 100 Watt zu T0 und T2 besteht allerdings kein signifikanter Unterschied.

Bei einer Betrachtung der zufallsbedingten Verteilung der Patientinnen (Kapitel 7.2) erkennt man, dass die IG im Durchschnitt drei Jahre älter und die Erstdiagnose mit anschließender Therapie zwei Monate näher zur vorliegenden Studie liegt, obwohl diese Differenzen nicht signifikant waren. Bei einer gleichmäßigeren Verteilung ist davon auszugehen, dass die Unterschiede zwischen der IG und KG bedeutender gewesen wären.

Die Frage eines Vergleiches der Effektivität beider sporttherapeutischen Interventionen auf die submaximale Ausdauerleistung ist für das sanfte Krafttraining positiv zu beantworten. Die ermittelten Werte zur submaximalen Ausdauerleistung und subjektiven Anstrengungsempfinden der IG sind gleich gut bzw. besser als die der KG, weshalb das sanfte Krafttraining als eine probate Alternative zu einer konventionellen Krebssportgruppe betrachtet werden kann.

9.3.2 Entwicklung der Kraft in der Interventionsgruppe

Die Ergebnisse der Kraftentwicklung in der IG sind sehr positiv. Es ist bei allen Patientinnen der IG im Verlauf der Studie ein Kraftzuwachs zu erkennen, der teilweise signifikant bzw. hochsignifikant ist. Alle Patientinnen haben das sanfte Krafttraining gut vertragen. Es entstanden keine körperlichen Probleme, wie ein

Diskussion

Lymphödem. Die positiven Aussagen anderer Studien zur Durchführbarkeit eines Krafttrainings können mit dieser Studie bestätigt werden.

9.3.3 Psychische und psychosoziale Untersuchung

Neben den Einflüssen einer Sport- und Bewegungstherapie auf die Physis der Patientinnen, werden die Ergebnisse der beiden sporttherapeutischen Interventionen auf die psychische und psychosoziale diskutiert.

Ein Vergleich der beiden sporttherapeutischen Interventionsmethoden lieferte interessante Ergebnisse (Kapitel 8.3), die im folgenden Teil diskutiert werden sollen.

Die mit dem EORTC QLQ C30 gemessene Lebensqualität (LQ) verbessert sich in beiden Gruppen signifikant (IG: $p < 0,01$ / KG: $p < 0,01$). Aufgrund eines geringeren Scores zu T0 in der IG und einem gleich hohen Score zu T2 in beiden Gruppen ist eine deutlichere Verbesserung der LQ in der IG zu verzeichnen. Als Referenzwerte gibt das EORTC für die LQ bei Mammakarzinompatienten 61,8 vor, (Quality of life Unit, 2008) was dem in der Studie erhobenen Wert zu T0 sehr nahe kommt. Bei einem Vergleich des Referenzwertes mit denen der Studie, fällt das bessere Abschneiden beider Gruppen zu T2 auf. Ein weiterer Vergleich wird durch eine Studie von Schwarz und Hinz möglich, die 2081 Erwachsene mit dem EORTC QLQ C 30 befragt haben. Laut Schwarz und Hinz ist es entscheidend, alters- und geschlechtsspezifische Referenzwerte zu schaffen. Sie geben in ihrer Studie für die in der vorliegenden Studie randomisierten Patientengruppen einen LQ-Vergleichswert von 70,1 an (Schwarz / Hinz, 2001), der damit unter dem LQ-Wert der Teilnehmer der vorliegenden Studie zu T2 liegt. Der Referenzwert bezieht sich auf Frauen im Alter von 50-59. Da die an der Studie teilgenommenen Patientinnen zum Zeitpunkt der Studie ein Durchschnittsalter von 58 hatten und somit im oberen Drittel der Altersspanne liegen, wurde auch der Wert der nächsten Altersgruppe betrachtet, der bei 62,6 liegt.

Alle Referenzwerte lassen den Schluss zu, dass sowohl durch eine konventionelle Krebsgymnastik als auch durch ein sanftes Krafttraining, eine Verbesserung der LQ zu erwarten ist. Trotz einer fehlenden Signifikanz im Vergleich beider Gruppen zu T2, ist die Verbesserung der LQ in der IG aufgrund eines geringeren Ausgangswertes größer. Vor dem Hintergrund der zufallsbedingten Verteilung der Patientinnen, ist davon auszugehen, dass die Unterschiede in der Veränderung der LQ bei einer noch gleichmäßigeren Verteilung größer wären. Daher ist die Frage eines Vergleiches der Effektivität beider sporttherapeutischer Interventionen auf die LQ für das sanfte Krafttraining positiv zu beantworten. Ähnliche Beobachtungen können in der Skala „Fatigue" getätigt werden. In beiden Gruppen ist eine hochsignifikante Verbesserung (IG: $p < 0{,}01$/ KG: $p < 0{,}01$) bis zu T2 zu erkennen. Auch hier startet die IG mit einem schlechteren Ausgangswert als die KG und steigert sich bis zu T2 um einen acht Punkte besseren Wert als die KG, weshalb die Verbesserung der Skalenwerte „Fatigue" in der IG größer ist. Zwischen den Ergebnissen beider Gruppen zu T2 besteht kein signifikanter Unterschied. Der Referenzwert für die Skala „Fatigue" wird von der Quality of life Unit 30,7 vorgegeben (Quality of life Unit, 2008). Die IG liegt mit einem Wert von 26 unter, die KG liegt mit einem Wert von 34 über dem Referenzwert zu T2. Schwarz und Hinz geben für die Skala „Fatigue" einen Referenzwert von 15,6 vor, den beide Gruppen nicht erreichen. Der Referenzwert für die nächste Altersgruppe von 60-69 Jahren liegt bei 23,0, was dem zu T2 erreichten Wert der IG nahe kommt (Schwarz / Hinz 2001).

In fast allen 23 Skalen konnten solche Beobachtungen getroffen werden. Dies unterstützt die positive Aussage zum sanften Krafttraining auf die Frage eines Vergleichs der Effektivität beider sporttherapeutischer Interventionen.

9.3.4 Zusammenfassung der Ergebnisdiskussion

Im Rahmen der vorliegenden Untersuchung wurde nicht nur die Durchführbarkeit eines sanften Krafttrainings positiv beantwortet, sondern auch die positiven Effekte dieser sporttherapeutischen Intervention gezeigt. Im Verlauf der Untersuchung wurde sowohl in der KG als auch in der IG eine tendenzielle Verbesserung der submaximalen Ausdauerleistungsfähigkeit aber auch eine signifikante Verbesserung des subjektiven Anstrengungsempfindens sowie psychosozialer und psychischer Parameter festgestellt. Ein signifikanter Unterschied zwischen den Gruppen ist nicht zu erkennen, allerdings zeichnet sich eine Tendenz zu Gunsten der IG ab.

Diskussion

Die Ergebnisse der Untersuchung lassen den Schluss zu, aufgrund der umfassenden positiven Einflüsse auf physischer, psychischer und psychosozialer Ebene ein sanftes Krafttraining als sporttherapeutische Interventionsmethode und Alternative zu einer konventionellen Krebssportgruppe zu empfehlen.

10 Resultierende Trainingsempfehlungen für die Rehanachsorge von Brustkrebspatienten

Um die Relevanz des sanften Krafttrainings, das in der vorliegenden Untersuchung auf seine Durchführbarkeit und Wirksamkeit überprüft wurde, als Alternative zur konventionellen Krebssportgruppe darzustellen, soll im Folgenden eine Trainingsempfehlung für Frauen nach einer Brustkrebserkrankung ausgesprochen werden.

Das Konzept des sanften Krafttrainings in der onkologischen Rehanachsorge

Die Teilnehmer der Interventionsgruppe werden nach folgenden Vorgaben trainiert:

Satzzahl	1
Wiederholungszahl	20
Intensität	50% h1RM
Belastungssteigerung	Nach subjektivem Empfinden anhand der BORG-Skala
Häufigkeit	1-2x wöchentlich

Vor dem sanften Krafttraining steht ein Aufwärmtraining mit dem Ziel auf die Sportstunde einzustimmen sowie eine Aktivierung des Herz-Kreislaufsystems und Mobilisierung des Schulter-Arm-Gelenks zu erreichen.

Die Intensitäten für das sanfte Krafttraining werden zu Beginn auf 50% des h1RM festgelegt und erhöht, wenn diese vom Teilnehmer auf einem Belastungstacho als „leicht" empfunden wurde bzw. reduziert, wenn eine Übung als „sehr anstrengend" empfunden wurde. Jede Intensitätserhöhung sollte vom Sporttherapeuten mit dem Teilnehmer besprochen und erst nach einer weiteren Überprüfung der Bewegungsausführung umgesetzt werden.
Als Kontraindikationen gelten die unter 5.4.9 genannten Punkte.

Resultierende Trainingsempfehlungen für die Rehanachsorge von

Die kreisförmige Anordnung der Geräte ist sehr empfehlenswert, da der Sporttherapeut immer alle Teilnehmer im Blick hat, gegebenenfalls Übungsausführungen korrigieren kann und für alle Teilnehmer immer sichtbar ist. Das Training sollte mindestens einmal in der Woche durchgeführt werden. Um lange Trainingspausen durch Ausfallzeiten zu vermeiden, ist es empfehlenswert ein Training mit einer Häufigkeit von zwei Terminen pro Woche anzubieten und durchzuführen. Neben einem Alternativtermin steht so auch ein weiterer Trainingstermin für Teilnehmer zur Verfügung.

11 Zusammenfassung und Ausblick

Die Diagnose Brustkrebs mit den darauf folgenden medizinischen Behandlungen stellt für Frauen einen tiefen Einschnitt in ihrem Leben dar. Die negativen Folgen der Erkrankung spiegeln sich häufig in den negativen Werten der physischen, psychischen und psychosozialen Ebene wider und benötigen daher eine intensive Rehabilitation sowie auch eine anschließende wohnortnahe Betreuung. Die aktuelle Studienlage beschreibt die positiven Auswirkungen einer körperlichen Aktivität auf die verschiedenen Ebenen, gibt aber wenig bzw. keine Empfehlungen und Trainingsdefinitionen für sporttherapeutische Interventionsmethoden.

Zur Überprüfung der Durchführbarkeit eines sanften Krafttrainings in der Rehanachsorge von Mammakarzinompatientinnen wurde eine randomisierte, kontrollierte Studie durchgeführt. Die Studie sollte die Frage der Durchführbarkeit und die Effektivität eines sanften Krafttrainings in der Nachsorge von Mammakarziompatientinnen klären. Zur Operationalisierung der Fragestellung wurden die möglichen Folgen eines sanften Krafttrainings auf den verschiedenen Ebene mittels Tests und Fragebögen evaluiert.

Hierfür wurden 38 Brustkrebspatientinnen in eine Interventionsgruppe (n=19), mit dem sanftem Krafttraining, und eine Kontrollgruppe (n=19), mit einer konventioneller Krebsgymnastik, randomisiert. Das sanfte Krafttraining beinhaltete ein spezielles standardisiertes Trainingsprogramm für Mammakarzinompatientinnen. Aufgrund von sekundären Erkrankungen und Zeitproblemen sind fünf Patientinnen aus der Studie ausgeschieden, so dass in die Ergebnisse nur die Daten von 33 Patientinnen (IG: n: 15 / KG: n: 18) einfließen konnten. Alle in die Studie aufgenommenen Patientinnen haben über ein halbes Jahr einmal in der Woche eine der beiden Bewegungstherapien erhalten.

Die für die vorliegende Untersuchung verwendeten Tests und Fragebögen haben eine gute Anwendbarkeit gezeigt und können für weitere Studien empfohlen werden. Hier ist besonders der Krafttest zu erwähnen, der als sehr geeignet für die Kraftmessung bei Brustkebspatientinnen erscheint.

Die Untersuchung zeigte einen komplikationslose Durchführung des sanften Krafttrainings über die komplette Studiendauer. Die Ergebnisse beider

Zusammenfassung und Ausblick

Interventionsmethoden beschreiben eine tendenzielle Verbesserung in der submaximalen Ausdauerleistungsfähigkeit, aber auch eine signifikante Verbesserung im subjektiven Anstrengungsempfinden (IG: 50 Watt: $p < 0,01$ / 75 Watt: $p < 0,01$ / 100 Watt: $p < 0,01$),(KG: 50 Watt: $p < 0,01$ / 75 Watt $p < 0,01$ / 100 Watt: n. s.) und in psychosozialen und psychischen Parametern (z.b. Lebensqualität und Fatigue) während des Verlaufs der Untersuchung. Ein signifikanter Unterschied zwischen den Gruppen ist nicht zu erkennen, allerdings eine Tendenz zu Gunsten der IG. Hinzu kommt, dass aufgrund der zufallsbedingten Verteilung der Patientinnen, die IG-Teilnehmer im Durchschnitt drei Jahre älter waren, und die Erstdiagnose mit anschließender Therapie zwei Monate näher zur vorliegenden Studie lag. Bei einer noch gleichmäßigeren Verteilung könnte man davon ausgehen, dass die Unterschiede zwischen der IG und KG bedeutender gewesen wären.

Beide Therapiemethoden sollten nicht als Konkurrenz betrachtet werden, sondern als eine Erweitung des therapeutischen Angebotes. Für eine sporttherapeutische Intervention ist es wichtig, dass neben einer individuellen Belastung der Patienten viele verschiedene bewegungstherapeutische Maßnahmen in den Therapieplan hineinfließen, um Monotonie und Lustlosigkeit zu vermeiden. Einer genauen individuellen Belastung bei einem Krafttraining an Sequenzgeräten steht eine größere Variationsmöglichkeit der Sportstunden durch die Auswahl an Trainingsgeräten gegenüber. Bei der Wahl einer der sporttherapeutischen Intervention sollte neben den therapeutischen Gründen das Interesse des Patienten nicht vergessen werden. Zudem sollten ihm die Vor- und Nachteile beider Möglichkeiten erklärt werden. Stimmen die Wünsche des Patienten mit den Inhalten der sporttherapeutischen Intervention überein, wird das Training selbstverständlicher ausgeführt und in den Alltag übernommen.

Zusammenfassend kann gesagt werden, dass durch die vorliegende Untersuchung die mehrheitlich positiven Effekte von sanftem Krafttraining als sporttherapeutischem Interventionsprogramm auf der physiologischen, psychischen und psychosozialen Ebene belegt wurden und es als probates Mittel sporttherapeutischer Rehanachsorge bei Mammakarzinompatienten angesehen werden kann.

Zusammenfassung und Ausblick

Ausblick:

Viele Patientinnen wissen nicht von den Möglichkeiten einer körperlichen Aktivität nach einer Brustkrebserkrankung und können so in einen Teufelskreis der Inaktivität geraten. Bewegungstherapeutische Programme sind aber nur dann von Erfolg gekrönt, wenn eine Reha-Kette von der Akut- über die Rehabilitationsklinik bis zur wohnortnahen Betreuung in den Krebssportgruppen besteht. Daher sollte das Ziel der einzelnen Institutionen der Informationsaustausch untereinander und die Vermittlung von Informationen zum bestehenden therapeutischen Angebot an den Patienten sein.

Ein weiteres Ziel sollte es sein, die in der vorliegenden Untersuchung getroffenen Trainingsempfehlungen in den Kliniken und Vereinen umzusetzen, um den Patientinnen eine Alternative im Rehabilitationssport anzubieten zu können.

Die Umsetzung von Therapieempfehlungen, das Zusammenwirken und eine weitere Standardisierung der Sport- und Bewegungstherapie in der Onkologie können nur bei einer guten Zusammenarbeit aller in der medizinischen und therapeutischen Betreuung tätigen Personen möglich sein und sollten das Ziel im Sinne der Patienten sein.

Literaturverzeichnis

Albert U.-S. / Schreer I. (2008) Prävention und Früherkennung von Mammakarzinom. Der Onkologe (14) 454-460

Albert U.-S. / Schulz K.-D. (2006) Früherkennung von Mammakarzinom. In R. Kreinberg & W. Jonat & V. Möbus & D., Alt (Hrsg.) *Management des Mammakarzinoms* Springer: Heidelberg

Albert, U.-S. / Koller, M. / Schulz, K.-D. (2002) Von der symptom- zur problemorientierten Tumornachsorge – Zielorientierung in der Versorgungskette Brustkrebs Der Gynäkologe, 35, Nr. 11, 1105 – 1113

Alfermann, D. / Stoll, O. (1997) Sport in der Primärprävention: Langfristige Auswirkungen auf die psychische Gesundheit. Zeitschrift für Gesundheitspsychologie, 5, S. 91-108

Alfmann D. (1998) Selbstkonzept und Körperkonzept. In: K. Bös & W. Brehm (Hrsg.) Gesundheitssport Ein Handbuch, Hoffmann-Verlag: Schorndorf

Arent, S.W. / Rogerns, T.J. / Landers, D.M. (2001) Mental health and physical activity. The effects of physical activity on selected mental health variables: Determining Causation. Sportwissenschaft, 31, S. 239-254

Bundesarbeitsgemeinschaft für Rehabilitation (BAR) (2007) Rahmenvereinbarung über den Rehabilitationssport und das Funktionstraining vom 01. Oktober 2003 i.d.F. vom 01. Januar 2007

Barteck, O. (1998) Fitness Manual. Könemann: Köln

Battaglini M. / Dennehy C. & Rae C. / Shields E. & Kirk D. / Hackney A. (2007) The effekts of an individuallized exercise intervention on body composition in breast cancer patients undergoing treatment, Sao Paulo medical Journal, 1, S.22-28

Bauerschlag, D. (2008) Neue molekulare Ansätze in Therapie und Diagnostik In Jonat W. & Strauss A. & Maass N. (Hrsg.) Mammakarzinom – Aktuelle Diagnostik und Therapie Bremen: Uni-med

Baumann F.T. / Schüle K. (2008) Bewegungstherapie als supportive und präventive Maßnahme in der Onkologie In F.T. Baumann & K. Schüle Bewegungstherapie und Sport bei Krebs, Leitfaden für die Praxis, Deutscher Ärzte Verlag: Köln

Baumann F.T. (2008) Ausdauertraining mit Krebspatienten. In F.T. Baumann & K. Schüle Bewegungstherapie und Sport bei Krebs, Leitfaden für die Praxis, Deutscher Ärzte Verlag: Köln

Literaturverzeichnis

Baumann F.T. (2008) Flexibilitätstraining mit Krebspatienten. In F.T. Baumann & K. Schüle Bewegungstherapie und Sport bei Krebs, Leitfaden für die Praxis, Deutscher Ärzte Verlag: Köln

Baumann F.T. (2008) Koordinationstraining mit Krebspatienten. In F.T. Baumann & K. Schüle Bewegungstherapie und Sport bei Krebs, Leitfaden für die Praxis, Deutscher Ärzte Verlag: Köln

Baumann F.T. (2008) Krafttraining mit Krebspatienten. In F.T. Baumann & K. Schüle Bewegungstherapie und Sport bei Krebs, Leitfaden für die Praxis, Deutscher Ärzte Verlag: Köln

Baumann, F.T. / Bloch W. (2010) Evaluierte Trainingsinterventionen während und nach Tumortherapie – eine Review-Analyse, Deutsche Zeitschrift für Sportmedizin, Jg. 61, 1, S. 6-10

Baumann, F.T. & Schüle K. / Fauser A.A. / Kraut, L. (2005) Auswirkungen von Bewegungstherapie bei und nach Knochenmark-/Stammzelltransplantation, Deutsche Zeitschrift für Onkologie, 37, S. 152-158

Baumann, F.T. (2008) Bewegungstherapie und Sport bei Mamma- und Prostatakarzinom – ein Überblick, Bewegungstherapie und Gesundheitssport, 24, S. 182-185.

Baumann, F.T. (2009) Die Macht der Bewegung, München: Irisiana Verlag

Berger D. / Klein H.-O. (2000) Stationäre Rehabilitationsmaßnahmen bei gynäkologischen malignen Erkrankungen. Der Gynäkologe 33,Nr.7 494-502

Berlin J. / Colditz G. (1991) A meta-analysis of physical activity in the prevention of coronary heart disease, American Journal of Epdiemiology, 132, S. 612-628

Beuth, J. (2003) Krebs ganzheitlich behandeln. Stuttgart: Trias Verlag

Bicego, D. / Brown, K. / Ruddick, M. / Storey, D. / Wong, C. / Harris, S.R. (2006) Exercise for Women with or at Risk for Breast Cander-Related Lymphedema, Physical Therapie, Vol. 86, Nr. 10, S.1398-1405

Bjarnason-Wehrens, B. (2005) Rehabilitation und Prävention. In: R. Rost (†) Sport- und Bewegungstherapie bei Inneren Erkrankungen, 3. überarbeitete und erweiterte Auflage, Köln: Deutscher Ärzte-Verlag

Blanchard, C.M. / Stein, K. / Courneya, K.S. (2010) Body Mass Index, Physical Activity, and Health-Related Quality of Life in Cancer Survivors. Medicine & Science in Sports & Exercise, Vol. 42, No.4, S.665-671

Boeckh-Behrens W.-U. / Buskies W. (2008) Fitness-Krafttraining, Hamburg: Rowohlt Taschenbuch Verlag

Literaturverzeichnis

Borg, G. (1970) Perceived exertion as an indicator of somatic stress. Scandinavian Journal of Rehabilitation and medicine, 2-3, S.92-98

Bortz, J. / Döring N. (2003) Forschungsmethoden und Evaluation für Human- und Sozialwissenschaftler, 3., überarbeitete Auflage. Berlin: Springer

Braumann K.-M. / Reer R. & Schumacher E. (2002) Körperliche Aktivität als Mittel der präventiven und therapeutischen Intervention, In: In: G. Samitz & G. Mensink (Hrsg.) Körperliche Aktivität in Prävention und Therapie, (S.99-106) München: Hans Marseille Verlag

Brehm W. / Rütten, A. (2004) Chancen, Wirksamkeit und Qualität im Gesundheitssport – Wo steht die Wissenschaft Bewegungstherapie und Gesundheitssport, 20, S. 90 – 96.

Brehm, W (1998) Sportliche Aktivität und psychische Gesundheit. In: K. Bös & W. Brehm (Hrsg.) Gesundheitssport Ein Handbuch Hoffmann-Verlag: Schorndorf

Brenin, D.R. (2004) Management of the Palpable Breast Mass In: J.R. Harris & M.E. Lippman & M. Morrow & C.K. Osborne (Hrsg.) Diesease of the BreastBewegungstherapie 3rd ed. Philadephia: Lippincott Williams & Wilkins

Brill, P.A. / Probst J.C. / Greenhouse, D.L. / Schell B. / Macera C.A. (1998) Clinical feasibility of a free-weight strength-training program for older adults. Journal of the American Board of Family Practice, 11, S.445-451

Bühling, K-J. (2004) Sexuelle Differenzierung und ihre Störungen In K. Bühling & W. Friedmann Intensivkurs Gynäkologie und Geburtshilfe München: Urban-Fischer Verlag

Bundesarbeitsgemeinschaft für Rehabilitation (BAR) Rahmenvereinbarung über den Rehabilitationssport und das Funktionstraining vom 1.Oktober 2003 in der Fassung vom 1.Januar 2007

Buskies W. (1999) Sanftes Krafttraining nach dem subjektiven Belastungsempfinden versus Training bis zur muskulären Ausbelastung, Deutsche Zeitschrift für Sportmedizin, Jg. 50, 10, S. 316-320

Colbert, L.H. / Hootman J.M. / Macera C.A. (2000) Physical activity related injuries in walkers and runners in the aerobics center longitudinal study. Clinical Journal of Sports Medicine, 10, S.259-263

Courneya K.S. / Friedenreich C.M. (1999) Physical exercise and quality of life of life following cancer diagnosis: A literature review In: The society of Behavioral Medicine, 21 (2), S. 171-179

Courneya, K.S. / Mackey J.R. / McKenzie D.C. (2002) Exercise for Breast Cancer Survivors esearch Evidence and Clincal Guidlines, The Physican and Sportmedicine, Vol. 30, No. 8, S. 33-42

Courneya, K.S. (2003) Exercise in Cancer Survivors: An Overview of Research, Medicine & Science in Sports & Exercise, Vol. 35, No. 11, S.1846-1852

Courneya, K.S. / Segal R.J / Mackey,J.R. / Gelmon K. / Reid R.D. / Friedenreich,C.M. / Ladha,A.L. / Proulx, C. / Vallance,J.K-H. / Lane, K., / Yasui, Y / McKenzie, D.C. (2007) Effects of aerobic and resistance exercise in breast cancer patients receiving adjuvant chemotherapie: a multicenter randomized controlled trial. Journal of Clincal Oncology, 25, S.4396-4404

Crews, D.S. / Landers, D.M. (1987) A meta-analytic review of aerobic fitness and reaktivity to psycosocial stressors, Medicine and Science in Sports and Exercise, 19, S.114-120

Deimel, H. (2004) Entspannungsverfahren in der Sporttherapie: In K. Schüle, G. Huber (Hrsg.), Grundlagen der Sporttherapie, Prävention, ambulante und stationäre Rehabilitation 2. überarbeitete Auflage, München: Urban und Fischer

Deutsche Krebsgesellschaft (DKG) 2008, Interdisziplinäre S3-Leitlinie für die Diagnostik, Therapie und Nachsorge des Mammakarzinom München: Zuckschwerdt-Verlag

Deutsche Krebshilfe (2007) Bewegung und Sport bei Krebs, Der blaue Ratgeber Nr.48 Bonn: Eigendruck

Deutsche Krebshilfe (2007) Brustkrebs. Der blaue Ratgeber Nr.2 Bonn: Eigendruck

De Backer, I / Van Breda E. / Vreugdenhil A. / Nijziel, M.R. / Kester, A.D. / Schep G. (2007) High-intensity strenght training improves quality of life in cancer survivors. Acta oncologica, 46, S.1143-1153

Diemo, F.C. / Stieglitz R.D. / Novelli-Fischer U. / Fetscher S. / Keul J. (1999) Effects of physical Activity on the Fatigue and Psychologic Status of cancer patients during Chemoterapie, Cancer, 85, S.2273-2277

Dimeo (2004/a) Körperliche Aktivität bei Patienten mit neoplastischen Erkrankungen. Deutsche Zeitschrift für Sportmedizin 55, Nr.4 106-107

Dimeo F.C. (2006) Sport und Bewegung für Tumorpatienten, In: F.C. Dimeo & T. Kubin & K.A. Krauth & M. Keller & A. Walz, Krebs und Sport, Ein Ratgeber nicht nur für Krebspatienten, Weingärtner Verlag: Berlin

Dimeo, F. (2001/a) Körperliche Aktivität und Krebs: Eine Übersicht. Deutsche Zeitschrift für Sportmedizin, 52, Nr. 9, S. 238-239

Dimeo, F. (2001/b) Körperliche Aktivität als adjuvante Maßnahme während der Krebstherapie. Forum, 2, S. 31 – 33.

Literaturverzeichnis

Dimeo, F. (2004/b) Welche Rolle spielt körperliche Aktivität in der Prävention, Therapie und Rehabilitation von neoplastischen Erkrankungen? Deutsche Zeitschrift für Sportmedizin, 55, Nr. 7/8, 177-182

Dimeo, F.C. / Thiel, E. (2008) Körperliche Aktivität und Sport bei Krebspatienten. Onkologe, 14, S. 31-37

Eiermann W. / Böttger S (2001) Brustkrebs wirksam behandeln. München: Miduna-Verlag

Feger D. / Thomeit W. (2003) Rehabilitation nach Mammakarzinom Der Gynäkologe 36, Nr.10 S. 884-889

Fisher B. / Anderson S. / Redmond CK. (1995) Reanalysis and result after 12 years of follow-up in a randomised clinical trial comparing total mastectomy with lympetomy with or without radiation therapy in treatment of breast cancer. New England Medical Journal, 333, S.1456-1461

Flechtner H. (2004) Lebensqualitätsforschung im Rahmen der European Organization for Research and Treatment of Cancer (EORTC). Forum Deutsche Krebsgesellschaft (DKG) 4, S.39-41

Földi E. / Földi M. (2003) Das Lymphödem und verwandte Krankheiten (8. überarbeitete und erweiterte Auflage) München: Urban und Fischer

Földi E. / Földi M. (2005) Lymphostatische Krankheitsbilder. In M. Földi & E. Földi & S. Kubik (†) Lehrbuch der Lymphologie München: Elsevier

Földi E. (2006) Physikalische Therapie In: R. Kreinberg & W. Jonat & V. Möbus & D., Alt (Hrsg.) Management des Mammakarzinoms Springer: Heidelberg

Friedenreich C.M. / Courneya K.S. (1996) Exercise as Rehabilitation for Cancer Patients, Clincal Journal of Sport Medicine, 6(4), S. 237-244

Froböse, I. (1993) Isokinetisches Training in Sport und Therapie. Sankt Augustin: Academia-Verlag

Froböse, I. / Waffenschmidt, S. / Lagerstrøm, D. (2007) DAK-Ausdauer-Akademie. Trainermanual zum DAK Präventionsprogramm, DAK Deutsche Angestellten Krankenkasse

Froböse, I. / Fiehn, R. (2003) Ausdauertraining in der Therapie In: I. Froböse & G. Nellessen & C. Wilke (Hrsg.) Training in der Therapie, 2. überarbeitete Auflage, München: Urban und Fischer

Froböse, I. / Fiehn, R. (2003) Das Training in der Therapie – Grundlagen In: I. Froböse & G. Nellessen & C. Wilke (Hrsg.) Training in der Therapie, 2. überarbeitete Auflage, München: Urban und Fischer

Literaturverzeichnis

Froböse, I. / Fiehn, R. (2003) Muskeltraining in der Therapie In: I. Froböse & G. Nellessen & C. Wilke (Hrsg.) Training in der Therapie, 2. überarbeitete Auflage, München: Urban und Fischer

Fulford, L.G. / Reis-Filho J.S. / Lakhani S.R. (2004) Lobular Carzinoma In Situ: Biology and Pathology In: J.R. Harris & M.E. Lippman & M. Morrow & C.K. Osborne (Hrsg.) Diesease of the Breast Bewegungstherapie 3rd ed. Philadephia: Lippincott Williams & Wilkins

Gauvin I. / Spence J. (1996) Physical Activity and Psychological Well-being: Knowledge Base, Current Issues, and Caveats, Nutrition Reviews, Vol. 54, No. 4, S. S53-65

Gerber B. (2009) Mammarzinom und Umwelt. In Jonat W. & Strauss A. & Maass N. (Hrsg.) Mammakarzinom – Aktuelle Diagnostik und Therapie Bremen: Uni-med

Gießing, J. (2003) Trainingsplanung und – steuerung beim Muskelaufbautraining, Leistungssport, 4, S.26-31

Gießing, J. (2004) 1 Satz Training. Arnsberg: Novagnics-Verlag

Gottlob, A. (2001) Differenziertes Krafttraining. München: Urban-Fischer

Göltner E, Fischbach JU, Mönter B, Kraus A, Vorherr H (1985) Objektivierung des Lymphödems nach Mastektomie. Dtsch Med Wochenschr 24: 949–952

Graf C. / Rost R. (†) (2005) Gesundheitliche Bedeutung verschiedener Sportarten. In: R. Rost (†) Sport- und Bewegungstherapie bei Inneren Erkrankungen, 3. überarbeitete und erweiterte Auflage, Köln: Deutscher Ärzte-Verlag

Graf C. / Rost R. (†) (2005) Physiologische Grundlagen. In: R. Rost (†) Sport- und Bewegungstherapie bei Inneren Erkrankungen, 3. überarbeitete und erweiterte Auflage, Köln: Deutscher Ärzte-Verlag

Graf, C. / Brixus, K. / Baumann, F. / Ahr A. / Schüle, K. (2006) The Role of Physical Activity in the Prevention and Rehabilitation of Breast Cancer, Breast Care, 1, S.310-314

Graf, C. / Predel, H.G. / Rost, R.(†) (2005) Arteriosklerose, Risikofaktoren und sonstige Stoffwechselerkrankungen, In: R. Rost (†) Sport- und Bewegungstherapie bei Inneren Erkrankungen, 3. überarbeitete und erweiterte Auflage, Köln: Deutscher ÄrzteVerlag

Graf, C. (2008) Die Rolle der körperlichen Aktivität in der Primär- und Tertiärprävention von Brustkrebs, Bewegungstherapie und Gesundheitssport, 24, S. 186-189.

Literaturverzeichnis

Grundmann, E. (2008) Allgemeine Pathologie und Grundlagen der speziellen Pathologie. Herausgegeben von Roessner A., Pfeiffer U., Müller-Hermelink H.K. (11., völligständig überarbeitete und erweiterte Auflage) München: Urban-Fischer

Haagedorn E.M.L. / Oldhoff J. / Bender W. / Clarke W.D. / SleijferD.Th. (1996) Basiswissen Onkologie. Berlin: Ullstein Mosby

Hahn, M. (2006) Rehabilitation In: R. Kreinberg & W. Jonat & V. Möbus & D., Alt (Hrsg.) Management des Mammakarzinoms Springer: Heidelberg

Heckl U. / Weis J.. (2006) Medizinpsychologische Aspekte der Patientin mit Mammakarzinom. In R. Kreinberg & W. Jonat & V. Möbus & D., Alt (Hrsg.) Management des Mammakarzinoms Springer: Heidelberg

Heiduk, R. / Preuß, P. / Steinhöfer, D. (2002) Die optimale Satzzahl im Krafttraining. Einsatz – versus Mehrsatz-Training. Leistungssport, 4, S.4-13

Heilmann V. / Kreienberg R. (2006) S3 Leitlinien Mammakarzinom. In R. Kreinberg & W. Jonat & V. Möbus & D., Alt (Hrsg.) Management des Mammakarzinoms Springer: Heidelberg

Hollmann / Strüder (2009) Sportmedizin. Grundlagen für Arbeit, Training und Präventivmedizin, 5. völlig neu bearbeitete und erweiterte Auflage. Stuttgart: Schattauer

Holmes, M.D. / Chen, W.C. / Feskanich, D. / Kroenke, C.H. / Colditz G.A. (2005) Physical Activity and Survival After Breast Cancer Diagnosis, Journal of American Medical Association, 20, S. 2479-2486

Herrero, F. / San Juan, A. F. / Fleck, S. J. / Foster, C. / Lucia, A. (2007) Effects of detraining on the functional capacity of previously trained breast cancer survivours. International journal of sports medicine, 3, S.257-264

Hoster, M. / Nepper H.-U. (2004) Stütz- und Bewegungsapparat (Orthopädie), In: K. Schüle, & G. Huber, (Hrsg.) Grundlagen der Sporttherapie, Prävention, ambulante und stationäre Rehabilitation, 2. überarbeitete Auflage, München: Urban und Fischer

Huber, G. / Nimmrichter C. (1996) Krankengymnastik In: H. Rieder & G. Huber & J. Werle (Hrsg.) Sport mit Sondergruppen, Schorndorf: Karl Hofmann Verlag

Huber, G. / Schüle K. (2004) Einleitung In: K. Schüle & G. Huber (Hrsg.) Grundlagen der Sporttherapie – Prävention, ambulante und stationäre Rehabilitation, 2. überarbeitete Auflage, München: Urban und Fischer

Huber, G. (1996) Sporttherapie In: H. Rieder & G. Huber & J. Werle (Hrsg.) In: Sport mit Sondergruppen, Schorndorf: Karl Hofmann Verlag

Hussain / Schmid / Schröck (1996) Rehabilitation nach Brustkrebsoperationen. In: Empfehlungen zur Diagnostik, Therapie und Nachsorge Mammakarzinome Tumorzentrum München, München

Jacobsen, PB / Roth, A.J. / Holland J.C. (1998) Surgery. In J.C. Holland (Hrg.) Psycho-oncology, New York: Oxfrd University Press

Jonat W. / Crohns C. / Maass N. (2009) Maligne Tumore der Mamma. In E. Pertu & W. Jonat & D. Fink & O. Köchli Praxisbuch Gynäkologische Onkologie. Heidelberg: Springer-Verlag

Jonat W. (2009) Einleitung. In Jonat W. & Strauss A. & Maass N. (Hrsg.) Mammakarzinom – Aktuelle Diagnostik und Therapie Bremen: Uni-med

Kolden GG. / Straumann TJ. / Ward A. / Kuta, J. / Woods, T.E. /Schneider, K.L. / Heerey E. / Sanborn L. / Burt, C. / Millbrandt L. / Kalin, N.H. / Steward J.A. / Mullen, B. (2002) A pilot study of group exercise training (GET) for women with primary breast cance: feasibility and health benefits, Psycho-oncology, 11, S.447-456

Knols, R. / Aaronson, N.K. / Uebelhart, D. / Fransen, J. / Aufdemkampe, G. (2005) Physical Exercise in Cancer Patients During and After Medical Treatment: A Systematic Review of Randomized and Controlled Clinical Trials, Journal of Clinical Oncology, 23, S. 3830-3842

Kreienberg R. / Beck T. / Jäger G. / Sauer G. (2006) Operative Therapie. In R. Kreinberg & W. Jonat & V. Möbus & D., Alt (Hrsg.) Management des Mammakarzinoms Heidelberg: Springer

Kuhlbach, K.C. Rehabilitationssport in Deutschland, der Schweiz und Österreich In: F.T. Baumann & K. Schüle (Hrsg.) Bewegungstherapie und Sport bei Krebs, Leitfaden für die Praxis, Köln: Deutscher Ärzte Verlag

Kushi, L.H. / Byers T. / Doyle C. / Bandera E.V. / McCullough M. / Gansler, T. / Andrews K.S. / Thun, M-J. (2006) American Cancer Society Guidlines on nutrition and physical activity for cancer prevention: Reducing the Risk of cancer with healthy Food choices and physical activity, CA: A Cancer Journal for clinicians, 56, S.254-281

Kühnel, S.M. / Krebs, D. (2001) Statistik für die Sozialwissenschaften, Grundlagen Methoden Anwendungen. Hamburg: Rowohlt Taschenbuch Verlag

Lebeau, A. (2007) HER2-Diagnostik beim Mammakarzinom. In Heinemann V. & Stemmler H-J (Hrsg.) Aktuelle Differentialtherapie des lokal fortgeschrittenen und metastasierten Mammakarzinoms Bremen: Uni-med

Leskaroski, A. / Baumann F.T. (2010) Krafttraining in der Onkologie – ein kurzes Overview. Bewegungstherapie und Gesundheitssport, 26, S.114-118

Literaturverzeichnis

LeSuer, D.A. / McCormick, J.H. / Mayhew J.L. / Wasserstein, R.L. / Arnold, M.D. (1997) The accuracy of prediction equations for estiating 1-RM performance in the bench press, squat, and deadlift. Journal of Strenght and Conditioning Research, 11 (4), S.211-213

Levin, M. / Varma, K. / Alvarez-Reeves, M / Yu, H. (2009) Randomized controlled trial of aerobic exercise on insulin-like groth factors in breast cancer survivors: The yale exercise and survivorship study. Cancer Epidemiology Biomarkers and Prevention, 18, S.306-313

Leyk, D. (2009) Bedeutung regelmäßiger körperlicher Aktivitäten in Prävention und Therapie, Deutsches Ärzteblatt, Jg. 106, 44, S.713-714

Link, D. (2008) Medizinische Behandlung und ihre Auswirkungen. In F.T. Baumann & K. Schüle Bewegungstherapie und Sport bei Krebs Deutscher Ärzte Verlag: Köln

Lippert, H. (2006) Lehrbuch Anatomie (7. erweiterte Auflage) München: Elsevier

Lötzerich, H. / Peters, C. / Schulz, T. / Michna, H. (2001) Hormonabhängige Tumore. Moderates Training beeinflusst die Cancerogene In: Forum Deutsche Krebsgesellschaft, 2, S. 27 – 30

Lübbe, A.S. (2004) Prinzipien und Standards der onkologischen Rehabilitation. Tumordiagnostik und Therapie 25 (02) S.65-71

Maass, N / Crohns, C. / Mundhenke C. / Jonat, W. (2006) Endokrine Therapie In: R. Kreinberg & W. Jonat & V. Möbus & D., Alt (Hrsg.) *Management des Mammakarzinoms* Springer: Heidelberg

Manestar, M. (2005) Lymphgefäße und regionale Lymphknoten der Brustwand In M. Földi & E. Földi & S. Kubik (†) Lehrbuch der Lymphologie München: Elsevier

Marées, de H. (2003) Sportphysiologie, korrigierter Nachdruck der 9. vollständig überarbeiteten und erweiterten Auflage, Köln: Sportverlag Strauss

Matthews, C.E. / Shu, X.-O. / Jin, F. / Dai, Q. / Hebert J.R. / Ruan Z.-X. / Gao Y.-T. / Zheng, W. (2001) Lifetime physical activity and breast cancer risk in the Shanghai Breast Cancer Study, British Journal of Cancer, 84 (7), S.994-1001.

McTiernan, A. / Kooperberg C. / White E. / Wilcox, S. / Coates, R. / Adams-Campbell L.L.A. / Woods N. / Ockene J. (2003) Recreational Physical Activity and the Risk of Breast Cancer in Postmenopausal Women, Journal of American Medical Association, 10, S. 1323-1377

Meyer, T.J. / Mark, M.M. (1995) Effects of psychsocial Interventions with adult Cancer Patients: A Meta-Analysis of Randomized Experiments, Health Psychology, Vol. 14, No. 2, S. 101-108

Moll, K-J. (2006) Anatomie (18. überarbeitete Auflage) München: Elsevier

Literaturverzeichnis

Morrow, G.R. / Andrews P.L. / Hickok, J.T / Roscoe, J.A. / Matteson, S (2002) Fatigue associated with cancer and its treatment Support Care Cancer, 10, S.389-398

Monninkhof, E.M. / Elias, S.G. / Vlems, F.A. / Tweel, van der I. (†) / Schuit A.J. / Voskuill D.V. / Leeuwen F.E. (2007) Physical Activity and Breast Cancer A Systematic Review, Epidemiology, Volume 18, Number 1, S.137-157

Neitzert, C.S. / Ritvo, P. / Dancey, J. / Weiser, K. / Murray C / Avery J. (1998) The psychosocial impact of bone marrow transplantation: a review of the literature Bone Marrow Transplantation, 22 (5), S.409-422

Nellessen, G. / Froböse, I. (2003) Therapie – gemeinsam Handeln In: I. Froböse & G. Nellessen & C. Wilke (Hrsg.) Training in der Therapie, 2. überarbeitete Auflage, München: Urban und Fischer

Nguyen, U.N. / Mougin, F. / Simon-Rigaud M.L. / Rouillon J.D. / Marguet P. / Rengnard J. (1998) Influence of exercise duration on serum insulin-like growth factor and its binding proteins in athletes In: European Journal of Applied Physiology and Occupational Physiology, Volume 78, Number 6, S.533-538

Niehoff, P. (2008) Strahlentherapie des Mammakarzinoms. In Jonat W. & Strauss A. & Maass N. (Hrsg.) Mammakarzinom – Aktuelle Diagnostik und Therapie Bremen: Uni-med

Nieland, P. / Schönleiter W. (2000) Physiotherapie und physikalische Therapie in der Palliativmedizin. In: Aulbert E., Nauck F., Radbruch L. (Hrsg.): Lehrbuch der Palliativmedizin. 2. vollständig überarbeitete und erweiterte Auflage Stuttgart: Schattauer-Verlag

Ohira T. / Schmitz, K.H. / Ahmed R.L. / Yee, D. (2006) Effects of weight training on quality of life in recent breast cancer survivors: The Weight Training for Breast Cancer Survivors (WTBS) study. Cancer, 106, S.2076-2083

Olbrecht, I. (2002) Was Frauen krank macht, 3.vollständig überarbeitet und erweiterte Auflage, Kösel: München

Paffenbarger, R.S. / Wing, A.L. / Hyde, R.T (1978) Physical activity as an index of heart attack risk in college alumni, American Journal of Epidemiology, 108, S.161-175

Pandolf, K.B. (2001) Dose-response issues concerning physical activity and health: an evidence-based symposium. Medicine & Science in Sports & Exercise, Vol. 33, S.345-641

Peters C. / Lötzerich H. / Niemeier B. / Schüle K. / Uhlenbruck G. (1994) Influence of a moderate exercise training on natural killer cytotoxicity and personality traits in cancer patients, Anticancer Research, 14, S. 1033-1036

Literaturverzeichnis

Pfisterer J. (2009) Die in situ Karzinome der Mamma. In Jonat W. & Strauss A. & Maass N. (Hrsg.) Mammakarzinom – Aktuelle Diagnostik und Therapie Bremen: Uni-med

Philipp, M. (1999) Einsatz-Training versus Mehrsatz-Training. Leistungssport, 29, S.27-34

Pönisch, W. / Niederwieser, D. (2006) Folgeerkrankungen nach Chemotherapie. Der Internist, 47, Nr. 3, 266 – 274.

Quality of Life Unit, EORTC (2001). EORTC QLQ - C30 Scoring Manual

Quality of Life Unit, EORTC (2008) EORTC QLQ - C30 Reference values

Quist, M. / Rorth, M. / Zacho, M. / Andersen, C. / Moeller, T. / Midtgaard, J. / Adamsen J. (2006) High-intensity resistance and cardiovascular training improve physical capacity in cancer patients undergoing chemotherapy. Scandinavian Journal of Medicine & Science in Sports, Vol.16, 5, S.349-357

Radbruch, L. / Nauck, F. / Aulbert, E. (2000) Grundlagen der Palliativmedizin. In: Aulbert E. & Nauck F. & Radbruch L. (Hrsg.): Lehrbuch der Palliativmedizin. 2. vollständig überarbeitete und erweiterte Auflage Stuttgart: Schattauer-Verlag

Rockhill, B. / Willett, W.C. / Manson, J.E. / Leitzmann M.F. / Stampfer M.J. / Hunter, D.J. / Colditz, G.A. (2001) Physical Activity and Mortality. A prospective study among women. American Journal of Public Health, 91, S.578-583

Rody, A. 2007 „Erythropoese-stimulierende Faktoren in der Therapie des fortgeschrittenen Mammakarzinoms". In Heinemann V. & Stemmler H-J (Hrsg.) Aktuelle Differentialtherapie des lokal fortgeschrittenen und metastasierten Mammakarzinoms Bremen: Uni-med

Rost R, Lagerstrøm D. / Völker K. (1996) Fahrradergometrie und körperliches Training bei Herz-Kreislauf-Patienten. Köln: Echo Verlags-GmbH

Rothenbacher, D. / Hoffmeister, A / Brenner, H. / König, W. (2003) Physical activity, coronary heart disease and inflammatory response, Archives of International Medicine, 163, S.1200-1205

Sanborn, K. / Boros, R./ Hruby, J. / Schilling B. / O´Bryant B. / Harold, S. / Johnson, R.L. / Hoke, T / Stone, M.E. / Stone, M.H. (2000) Short-Term Performance Effects of weight training with multiple sets not to failure vs. a singel set to failure in women. Journal of Strength and Conditioning Research, 14 (3), S.328-331.

Samitz G. / Baron R. (2002) Epidemiologie der körperlichen Aktivität In: G. Samitz & G. Mensink (Hrsg.) Körperliche Aktivität in Prävention und Therapie, (S.11-55) München: Hans Marseille Verlag

Literaturverzeichnis

Sauer, H. 2007 „Krebsbehandlungsmethoden" ohne nachgewiesene Wirkung. In Heinemann V. & Stemmler H-J (Hrsg.) Aktuelle Differentialtherapie des lokal fortgeschrittenen und metastasierten Mammakarzinoms Bremen: Uni-med

Schem, C. (2008) Chemotherapie. In Jonat W. & Strauss A. & Maass N. (Hrsg.) Mammakarzinom – Aktuelle Diagnostik und Therapie Bremen: Uni-med

Schiebler, T.H. / Korf.H-W. (2007) Anatomie (10. völlig überarbeitete Auflage) Heidelberg: Steinkopff-Verlag

Schlumberger, A. / Schmidtbleicher, D. (1999) Einsatztraining als trainingsmethodische Alternative – Möglichkeiten und Grenzen. Leistungssport, 3, S.9-11

Schmitz, K.H. (2005) Epidemiology, Biomarkers & Prevention Safty and efficacy of weight training in recent breast cancer survivors to alter boby composition, insulin and insulin-like growth factor axis proteins. Cancer, 14, S. 1672-1680

Schmitz, K.H. / Ahmed, R. / Troxel, A. / Cheville A. / Smith, R. / Lewis-Grant, L. / Bryan, C. / Williams-Smith, C. / Greene, Q. (2009) Weight lifting in women with Breast-Cancer-Related Lymphedema. New England Journal of Medicine, 361, S.664-673

Schnabel G. / Harre D. / Krug J. / Borde A. (2003) Trainingswissenschaften, 3. stark überarbeitete und erweiterte Auflage, Berlin: Sportverlag

Schollmeyer T. (2009) Operative Behandlung des Mammakarzinoms. In Jonat W. & Strauss A. & Maass N. (Hrsg.) Mammakarzinom – Aktuelle Diagnostik und Therapie Bremen: Uni-med

Schüle K. / Deimel H. (1990) Gesundheitssport und Sporttherapie - eine begriffliche Klärung. Gesundheitssport und Sporttherapie 1,6,3

Schüle K. / Jochheim K.A. (2004) Rehabilitations-Propädeutik W In: K. Schüle & G. Huber (Hrsg.) Grundlagen der Sporttherapie Prävention, ambulante und stationäre Rehabilitation, 2. überarbeitete Auflage, München: Urban und Fischer

Schüle, K (2006) Zum aktuellen Stand von Bewegungstherapie und Krebs. Bewegungstherapie und Gesundheitssport, 22, S. 170-175.
Schüle, K. (2001) Bewegung und Sport in der Krebsnachsorge. Forum Deutsche Krebsgesellschaft (DKG), 2, S. 39-41.

Schüle, K. (2004) Methoden – Sporttherapeutische Intervention In: K. Schüle, / G. Huber, (Hrsg.) Grundlagen der Sporttherapie Prävention, ambulante und stationäre Rehabilitation, 2. überarbeitete Auflage, München: Urban und Fischer

Schüler K. (2006) Editorial. Bewegungstherapie und Gesundheitssport. 22, 167

Schüle K. (1983) Zum Stellenwert der Sport- und Bewegungstherapie bei Patientinnen mit Brust- oder Unterleibskrebs. Die Rehabilitation 22 (1) S.36-39

Literaturverzeichnis

Schulz, K.-H. / Heesen, C. (2005) Auswirkungen körperlicher Aktivität bei chronisch Kranken, Bundesgesundheitsblatt - Gesundheitsforschung – Gesundheitsschutz, 48, S. 906 – 913.

Schulz, T. / Peters, C. / Michna H. (2005) Bewegungstherapie und Sport in der Krebstherapie und -nachsorge. In: Deutsche Zeitschrift für Onkologie, 37, S. 159-168

Schwartz, A.L. / Mori, M. / Gao, R. / Nail, L.M. / King, M.E. (2001) Exercise reduces daily fatigue in women with breast cancer receiving chemotherapy Medicine and Science in Sports and Exercise, Vol. 33, No.5, S.718-723

Schwarz, R. / Hinz A. (2001) Reference data for the quality of life questionnaire EORTC QLQ-C30 in the general German population, European Journal of Cancer 37, S.1345-1351

Sehouli, J. (2009) Tumorartige Läsionen und Tumoren der Brustdrüse In K. Bühling & W. Friedmann Intensivkurs Gynäkologie und Geburtshilfe

Siegmund-Schultze, N. (2009) „Sport ist so wichtig wie ein Medikament" Deutsches Ärzteblatt, Jg. 106, 10, S. 370-373

Staradub, V.L. (2004) Techniques in Surgery: Sentinel Node Biopsy and Axillary Dissection In: J.R. Harris & M.E. Lippman & M. Morrow & C.K. Osborne (Hrsg.) Diesease of the Breast Bewegungstherapie 3rd ed. Philadephia: Lippincott Williams & Wilkins

Steinacker, J.M. / Reißnecker, S. (2002) Risikofaktor Bewegungsmangel – Aktueller Wissensstand und Verhalten der Krankenkassen. Ein Gegensatz? Deutsche Zeitschrift der Sportmedizin, 53, Nr.10, S.269

Strauss, A. (2008) Adjuvante Therapie des Mammakarzinoms. In Jonat W. & Strauss A. & Maass N. (Hrsg.) Mammakarzinom – Aktuelle Diagnostik und Therapie Bremen: Uni-med

Strössenreuther R.H.K. (2005) Hinweise zur Durchführung der ML/KPE bei primären und sekundären Lymphödemen sowie weiteren ausgewählten Krabnkheitsbildern. In M. Földi & E. Földi & S. Kubik (†) Lehrbuch der Lymphologie München: Elsevier

Thune, I. / Furberg A.S. (2001) Physical activity and cancer riks: dose response and cancer, all sites and site specific, Medicine & Science in Sports & Exercise, Vol. 33, No. 6, S.530-550

Thune, M.D. / Brenn, T. / Lund, E. / Gaard M. (1997) Physical Activity and the Risk of Breast Cancer, The new England Journal of Medicine, Volume 336, Number 18, S.1269-1275

Tisdale, M.J. (2009) Mechanisms of cancer cachexia. Physiolocical Reviews, 89, S.381-410

Uhlenbruck, G. (2001) Einfluss auf immunologische und psychologische Parameter In: Forum Deutsche Krebsgesellschaft, 2, S. 34 – 35

Van Aaken, E (1971) Statistischer Beweis einer möglichen Krebsprophylaxe durch jahrelange vermehrte Dauerfunktion der biologischen Oxydation mit Ausblick auf die letzte Ursache der Krebserkrankung. Waldniel: Ecken

Vanden-Abeele J. / Schüle K. (2004) Wissenschaftliche Begründung der Sporttherapie In: K. Schüle & G. Huber (Hrsg.) Grundlagen der Sporttherapie Prävention, ambulante und stationäre Rehabilitation, 2. überarbeitete Auflage, München: Urban und Fischer

Visovsky, C. (2006) Muscle Strength, Body Composition, and Physical Activity in Women Receiving Chemotherapy for Breast Cancer, Integrative Cancer Therapies, 5(3), S.183-191

Weber, M.A. / Kinscherf, R. / Krakowski-Roosen, H. / Aulmann,M. / Renk, H. / Künkele, A. / Edler, L. / Kauczor, H.-U. / Hildebrandt, W. (2007) Myoglobin plasma level related to muscle mass and fiber composition – a clinical marker of muscle wasting? Journal of molecular Medicine, 85, S.887-896

Weineck, J. (2010) Sportbiologie, 10., überarbeitete und erweiterte Auflage, Balingen: Spitta Verlag

Weis, J. (2008) Tumorbedingte Fatigue Bewegungstherapie und Gesundheitssport, 24, S.94-97

Weisser, B. / Preuß, M. / Predel, H.-G. (2010) Körperliche Aktivität und Gesundheit, Positive Effekte eines aktiven Lebensstils. Klinikarzt, 39, S.282-286.

Westerlind K.C. (2003) Physical activity and cancer prevention-mechanisms, Medicine and science in sports and exercise, 35, S. 1834-1840

Wilke C. / Froböse I. (2003) Sensomotorisches Training in der Therapie: Grundlagen und praktische Anwendung, In: I. Froböse & G. Nellessen & C. Wilke (Hrsg.) Training in der Therapie, 2. überarbeitete Auflage, München: Urban und Fischer

Winzer, K.-J. (2005) Diagnostik und Therapie des Mammakarzinoms. Der Chirurg, 76, 803 – 818.

Woll, A. / Bös, K. (2004) Wirkung von Gesundheitssport, Bewegungstherapie und Gesundheitssport, 20, S. 97 – 106.

World Health Organisation (WHO) (2001), International Classification of Funktioning, Disability and Health (ICF)

World Health Organisation (WHO) (2004) Global Strategy on Diet, Physical Activity and Health

World Health Organisation (WHO) (1968). Exercisetests in relation to cardiovascular function. Technicreports. Series No. 338, Genf

Zimmer F. / Ritthaler F. (2002) Verordnung von Rehabilitationssport, Deutsche Zeitschrift für Sportmedizin, Jg. 53, 10, S. 302

Anhang

Patienteninformationsschreiben

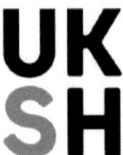

UNIVERSITÄTSKLINIKUM Schleswig-Holstein
Campus Kiel, Klinik für Gynäkologie und Geburtshilfe,
Haus 24, Arnold-Heller-Str. 3, 24105 Kiel I

UNIVERSITÄTSKLINIKUM
Schleswig-Holstein

Campus Kiel
Klinik für Gynäkologie und Geburtshilfe
Direktor: Prof. Dr. med. Dr. h.c.W. Jonat
Telefon (Pforte): 0431 597-2100 / 01
Durchwahl: 0431 597-
Fax: 0431 597-
E-Mail: jonat@email.uni-kiel.de

Informationsschreiben

Forschungsvorhaben:

„*Sport und Bewegungstherapie für Brustkrebspatientinnen – eine empirische Untersuchung*"

Sehr geehrte Patientinnen,

Sie befinden sich zur Zeit in Behandlung in der Frauenklinik der Universität Kiel, die ständig bemüht ist das Behandlungsangebot den neusten Erkenntnissen anzupassen. Deshalb möchten wir mit unserem Forschungsvorhaben in Kooperation mit dem Institut für Sportwissenschaften der Universität Kiel und einem Kieler Sportverein die Auswirkungen von Sport- und Bewegungstherapien bei Brustkrebspatientinnen überprüfen. Die Sport- und Bewegungstherapie findet einmal wöchentlich an drei verschiedenen Tagen (Mo. 17:30 – 18:30, Di. 17:00 – 18:00 und am Mi. 16:15 – 17:15) in den Räumlichkeiten des KMTV beim Schrevenpark bzw. in Friedrichsort statt.

Die Untersuchung soll dazu beitragen, mit den gewonnenen Ergebnissen weitere therapeutische Maßnahmen aufzuzeigen, die zur Verbesserung der Therapie und Nachsorge von Brustkrebspatientinnen notwendig sind, um die gesundheitsbezogene Lebensqualität zu verbessern und so einen Beitrag zu einer Optimierung der Brustkrebsbehandlung leisten.

Wir würden uns freuen, wenn Sie sich an dem Projekt beteiligen würden, das Übungsprogramm regelmäßig ausführen, sowie die Fragebögen vollständig ausfüllen.

Universitätsklinikum Schleswig-Holstein Anstalt des öffentlichen Rechts	Vorstandsmitglieder: Prof. Dr. Bernd Kremer Dipl.-Verw.-Wirtin Julia Kähning	Bankverbindungen: Fördesparkasse Kiel, Kto.-Nr. 100206, BLZ 21050170 Dresdner Bank Lübeck, Kto.-Nr. 300041200 BLZ 23080040 Steuer-Nr.: 19 293-88291	

Spendenkonto Krebsforschung an der Klinik für Gynäkologie und Geburtshilfe – Bankverbindung siehe oben unter Angabe des Verwendungszweckes „F 370485"

Anhang

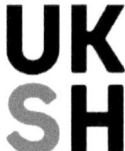

Es ist geplant an drei Messzeitpunkten (t1, t2, t3) d.h. vor Beginn der ersten Sport –und Bewegungseinheit, nach drei Monaten und nach einem halben Jahr jeweils einen Fragebogen auszufüllen, der anschließend anonym ausgewertet wird. Zusätzlich wird an den genannten Messpunkten ein einfacher Leistungstest durchgeführt, der zur Überprüfung der Vitalparameter in Ruhe und unter Belastung dienen soll.

Neben den Daten, die durch die Fragebögen und Leistungstest erhoben werden, werden zusätzlich einige biographische Daten (u.a. Alter etc.) sowie Daten zur Brustkrebserkrankung und zur Behandlung durch den Therapeuten aus der Krankenakte entnommen bzw. im persönlichen Gespräch erfragt. Der Therapeut arbeitet an dem Forschungsvorhaben mit und ist wie auch das Klinkpersonal zur Verschwiegenheit verpflichtet.

Durch die Sport- und Bewegungstherapie entstehen Ihnen keine zusätzlichen Kosten, da Sie diese über eine Rehabilitationsverordnung von Ihrem Arzt über die Krankenkassen erstattet bekommen.

Interessierte Teilnehmer wenden sich bitte telefonisch unter 0431 / 53013040 (bitte auch AB benutzen) oder per Mail tho.schmidt@web.de an Herrn Thorsten Schmidt.

Prof. Dr. med. B. Weisser   Prof. Dr. med. N. Maass

Dr. med. M. Weigel   Thorsten Schmidt M.A.

Anhang

EORTC QLQ C30

GERMAN

EORTC QLQ-C30 (version 3.0)

Wir sind an einigen Angaben interessiert, die Sie und Ihre Gesundheit betreffen. Bitte beantworten Sie die folgenden Fragen selbst, indem Sie die Zahl ankreuzen, die am besten auf Sie zutrifft. Es gibt keine "richtigen" oder "falschen" Antworten. Ihre Angaben werden streng vertraulich behandelt.

Bitte tragen Sie Ihre Initialen ein: |__|__|__|__|
Ihr Geburtstag (Tag, Monat, Jahr): |__|__|__|__|__|__|__|__|
Das heutige Datum (Tag, Monat, Jahr): 31|__|__|__|__|__|__|__|

		Überhaupt nicht	Wenig	Mässig	Sehr
1.	Bereitet es Ihnen Schwierigkeiten sich körperlich anzustrengen (z.B. eine schwere Einkaufstasche oder einen Koffer zu tragen?)	1	2	3	4
2.	Bereitet es Ihnen Schwierigkeiten, einen längeren Spaziergang zu machen?	1	2	3	4
3.	Bereitet es Ihnen Schwierigkeiten, eine kurze Strecke asser Haus zu gehen?	1	2	3	4
4.	Müssen Sie tagsüber im Bett liegen oder in einem Sessel sitzen?	1	2	3	4
5.	Brauchen Sie Hilfe beim Essen, Anziehen, Waschen oder Benutzen der Toilette?	1	2	3	4

Während der letzten Woche:

		Überhaupt nicht	Wenig	Mässig	Sehr
6.	Waren Sie bei Ihrer Arbeit oder bei anderen tagtäglichen Beschäftigungen eingeschränkt?	1	2	3	4
7.	Waren Sie bei Ihren Hobbys oder anderen Freizeitbeschäftigungen eingeschränkt?	1	2	3	4
8.	Waren Sie kurzatmig?	1	2	3	4
9.	Hatten Sie Schmerzen?	1	2	3	4
10.	Mussten Sie sich ausruhen?	1	2	3	4
11.	Hatten Sie Schlafstörungen?	1	2	3	4
12.	Fühlten Sie sich schwach?	1	2	3	4
13.	Hatten Sie Appetitmangel?	1	2	3	4
14.	War Ihnen übel?	1	2	3	4
15.	Haben Sie erbrochen?	1	2	3	4

Bitte wenden

Anhang

GERMAN

Während der letzten Woche:	Überhaupt nicht	Wenig	Mässig	Sehr
16. Hatten Sie Verstopfung?	1	2	3	4
17. Hatten Sie Durchfall?	1	2	3	4
18. Waren Sie müde?	1	2	3	4
19. Fühlten Sie sich durch Schmerzen in Ihrem alltäglichen Leben beeinträchtigt?	1	2	3	4
20. Hatten Sie Schwierigkeiten sich auf etwas zu konzentrieren, z.B. auf das Zeitunglesen oder das Fernsehen?	1	2	3	4
21. Fühlten Sie sich angespannt?	1	2	3	4
22. Haben Sie sich Sorgen gemacht?	1	2	3	4
23. Waren Sie reizbar?	1	2	3	4
24. Fühlten Sie sich niedergeschlagen?	1	2	3	4
25. Hatten Sie Schwierigkeiten, sich an Dinge zu erinnern?	1	2	3	4
26. Hat Ihr körperlicher Zustand oder Ihre medizinische Behandlung Ihr Familienleben beeinträchtigt?	1	2	3	4
27. Hat Ihr körperlicher Zustand oder Ihre medizinische Behandlung Ihr Zusammensein oder Ihre gemeinsamen Unternehmungen mit anderen Menschen beeinträchtigt?	1	2	3	4
28. Hat Ihr körperlicher Zustand oder Ihre medizinische Behandlung für Sie finanzielle Schwierigkeiten mit sich gebracht?	1	2	3	4

Bitte kreuzen Sie bei den folgenden Fragen die Zahl zwischen 1 und 7 an, die am besten auf Sie zutrifft

29. Wie würden Sie insgesamt Ihren Gesundheitszustand während der letzten Woche einschätzen?

    1   2   3   4   5   6   7

  sehr schlecht   ausgezeichnet

30. Wie würden Sie insgesamt Ihre Lebensqualität während der letzten Woche einschätzen?

    1   2   3   4   5   6   7

  sehr schlecht   ausgezeichnet

© Copyright 1995 EORTC Study Group on Quality of Life. Alle Rechte vorbehalten. Version 3.0

EORTC QLQ BR23

GERMAN

EORTC QLQ - BR23

Patienten berichten manchmal die nachfolgend beschriebenen Symptome oder Probleme. Bitte beschreiben Sie, wie stark Sie diese Symptome oder Probleme während der letzten Woche empfunden haben.

Während der letzten Woche:	Überhaupt nicht	Wenig	Mässig	Sehr
31. Hatten Sie einen trockenen Mund?	1	2	3	4
32. War Ihr Geschmacksempfinden beim Essen oder Trinken verändert?	1	2	3	4
33. Schmerzten Ihre Augen, waren diese gereizt oder tränten sie?	1	2	3	4
34. Haben Sie Haarausfall?	1	2	3	4
35. Nur bei Haarausfall ausfüllen: Hat Sie der Haarausfall belastet?	1	2	3	4
36. Fühlten Sie sich krank oder unwohl?	1	2	3	4
37. Hatten Sie Hitzewallungen?	1	2	3	4
38. Hatten Sie Kopfschmerzen?	1	2	3	4
39. Fühlten Sie sich wegen Ihrer Erkrankung oder Behandlung körperlich weniger anziehend?	1	2	3	4
40. Fühlten Sie sich wegen Ihrer Erkrankung oder Behandlung weniger weiblich?	1	2	3	4
41. Fanden Sie es schwierig, sich nackt anzusehen?	1	2	3	4
42. Waren Sie mit Ihrem Körper unzufrieden?	1	2	3	4
43. Waren Sie wegen Ihres zukünftigen Gesundheitszustandes besorgt?	1	2	3	4

Während der letzten **vier** Wochen:	Überhaupt nicht	Wenig	Mässig	Sehr
44. Wie sehr waren Sie an Sex interessiert?	1	2	3	4
45. Wie sehr waren Sie sexuell aktiv? (mit oder ohne Geschlechtsverkehr)?	1	2	3	4
46. Nur ausfüllen, wenn Sie sexuell aktiv waren: Wie weit hatten Sie Freude an Sex?	1	2	3	4

Bitte wenden

Anhang

GERMAN

Während der letzten Woche:

		Überhaupt nicht	Wenig	Mässig	Sehr
47.	Hatten Sie Schmerzen in Arm oder Schulter?	1	2	3	4
48.	War Ihr Arm oder Ihre Hand geschwollen?	1	2	3	4
49.	War das Heben oder Seitwärtsbewegen des Arms erschwert?	1	2	3	4
50.	Hatten Sie im Bereich der betroffenen Brust Schmerzen?	1	2	3	4
51.	War der Bereich Ihrer betroffenen Brust angeschwollen?	1	2	3	4
52.	War der Bereich der betroffenen Brust überempfindlich?	1	2	3	4
53.	Hatten Sie Hautprobleme im Bereich der betroffenen Brust (z.B. juckende, trockene oder schuppende Haut)?	1	2	3	4

© Copyright 1994 EORTC Study Group on Quality of Life. Alle Rechte vorbehalten. Version 1.0

Anamnesebogen

Anamnesebogen:

Datum: _____

Persönliche Daten

Name, Vorname: _____

Alter: _____   Größe in cm: _____   Gewicht in kg: _____

TNM-Klassifikation: _____

Stadieneinteilung des Mammakarzinoms:

Stadium 0 ☐
Stadium I ☐
Stadium II A + II B ☐
Stadium III A + III B ☐
Stadium IV ☐

Zeitpunkt der Diagnose:

Datum: _____

Zeitpunkt der Behandlung:

1. OP-Tag: _____   2. OP-Tag: _____

Art der Behandlung:

Neoadjuvante Therapie:

1.) medikamentöse Therapie
   - Chemotherapie ☐
   - Hormontherapie ☐
   - Immuntherapie ☐
   - Monoklonale Antikörper ☐

Anhang

2.) Strahlentherapie ☐

Operative Therapie:

- radikal klassische Mastektomie ☐
- modifizierte klassische Mastektomie ☐
- BET ☐
- Sentinel-node-Biopsie (Wächterlymphknoten) ☐
- Komplette axilläre Lymphknotenausräumung ☐
- Lymphödemtendenz ☐

Adjuvante Therapie:

1.) medikamentöse Therapie
   - Chemotherapie ☐
   - Hormontherapie ☐
   - Immuntherapie ☐
   - Monoklonale Antikörper ☐

2.) Strahlentherapie ☐

**Haben Sie nach einer körperlichen Belastung ein Lymphödem entwickelt?
Wenn ja ,bei was für einer körperliche Belastung haben Sie ein Lymphödem entwickelt?**

_____
_____
_____

Medikamente:

_____
_____
_____

Aktuelles Befinden:

_____
_____
_____

Anhang

Bewegungseinschränkungen:

_____
_____
_____

Begleitdiagnosen:

Orthopädische Erkrankungen:

<u>Wirbelsäule</u>:
- Halswirbelsäule: _____
- Brustwirbelsäule: _____
- Lendenwirbelsäule: _____

<u>Obere Extremität</u>:
- Schulter: _____
- Ellenbogen: _____
- Handgelenk: _____

<u>Untere Extremität</u>:
- Hüfte: _____
- Oberschenkel: _____
- Knie: _____
- Wade: _____
- Schienbein: _____
- Achillessehne: _____
- Sprunggelenk: _____
- Fuß: _____

<u>Sonstiges</u>: _____

Internistische Erkrankungen:

<u>Herz-Kreislauf</u>:
- Infarkt / KHK: _____
- Herzschrittmacher: _____
- Rhythmusstörg.: _____
- Bluthochdruck: _____ Medikamente? _____

<u>Atemwegsorgane</u>:
- Lunge: _____
- Asthma: _____

<u>Stoffwechselkrankheiten</u>:
- Diabetes: _____
- Schilddrüse: _____

<u>Allergien</u>: _____

Anhang

Allgemeine Fragen:

JA	NEIN	
☐	☐	Haben Sie Beschwerden unter körpl. Belastung?
☐	☐	Beschwerden infolge von Operationen?
☐	☐	Wurde bei Ihnen jemals ein Belastungs-EKG durchgeführt?
☐	☐	Nehmen Sie regelmäßig Medikamente ein? Wenn ja welche?

_____

Fragen zum Training:

1. Treiben Sie zur Zeit eine Sportart?   **Ja** ☐   **Nein** ☐   Wenn ja, wieviel h

2. Haben Sie früher eine Sportart betrieben **Ja** ☐   **Nein** ☐   Wenn ja, wieviel h

3. Haben Sie schon Erfahrungen im Fitnesstraining? **Ja** ☐   **Nein** ☐   Wenn ja, in welchem Zeitraum & wie intensiv? _____

4. Wie beurteilen Sie Ihr aktuelles Fitnessniveau?
   ☐ Ausgezeichnet   ☐ Gut   ☐ Mittel   ☐ Schlecht   ☐ Sehr Schlecht

Körperbau & medizinische Parameter

Herzfrequenz in Ruhe: _____ Schläge pro Minute

Blutdruck in Ruhe: ____ / ____ mmHg

Protokoll Ergometertest

Ergometertest

Name: _____   Datum: _____

Vorname: _____

Geburtsdatum: _____

Ruheherzfrequenz:

Maximale Herzfrequenz: 220 −2/3 Lebensalter (Baumann/Schüle 2008, 49)

WHO-Test

Oder HF, RR bei 100 Watt

Anhang

Protokoll H1RM Krafttest

Name: _____

Nr	Gerät / Übung		Datum	1.Test	2.Test
1	Kniebeuge		Stecker		
			Wdh.		
			h1RM		
		Trainingsgewicht	50%h1RM		
2	Brustpresse		Stecker		
			Wdh.		
			h1RM		
		Trainingsgewicht	50%h1RM		
3	Beinbeuger		Stecker		
			Wdh.		
			h1RM		
		Trainingsgewicht	50%h1RM		
4	Rudern		Stecker		
			Wdh.		
			h1RM		
		Trainingsgewicht	50%h1RM		
5	Beinstrecker		Stecker		
			Wdh.		
			h1RM		
		Trainingsgewicht	50%h1RM		
6	Oberarmbeuger		Stecker		
			Wdh.		
			h1RM		
		Trainingsgewicht	50%h1RM		
7	Bauchbank		Wdh.		
			h1RM		
			50%h1RM		
8	Oberarmstrecker		Stecker		
			Wdh.		
			h1RM		
		Trainingsgewicht	50%h1RM		
9	Schulterpresse		Stecker		
			Wdh.		
			h1RM		
		Trainingsgewicht	50%h1RM		
10	Bauch sitzend		Stecker		
			Wdh.		
			h1RM		
		Trainingsgewicht	50%h1RM		
11	Lat-Zug		Stecker		
			Wdh.		
			h1RM		
		Trainingsgewicht	50%1hRM		

Anhang

Stundenverlaufsplan konventionelle Krebssportgruppe

Stundenverlaufsplan Kontrollgruppe
Teilnehmerinnen: Brustkrebspatientinnen
Stundenthema: Schulung der Reaktionsfähigkeit, Kräftigung der Muskulatur obere und untere Extremität
Materialien: Gymnastikbälle,

TN - Teilnehmer
ÜL - Übungsleiter

Zeit	Ziele	Inhalt	Organisation	Methodisch/didaktischer Kommentar
5 min	*Begrüßung* Einstimmung in das Stundenthema	Begrüßen der TN, Fragen nach dem Befinden der TN,"Erläuterung des Stundenthemas	Halbkreis	ÜL geht auf Fragen seitens der TN ein
10 min	*Erwärmung* Aktivierung des HKS, Verletzungs-prophylaxe, Schulung der Reaktionsfähigkeit	- gehen durch die Halle mit verschiedene Schrittkombinationen - Schulter-A:mgymnastik ohne und mit Kleingerät	TN bewegen sich in Kreisform durch die Hallenhälfte, ÜL geht im Innenkreis TN entgegegen	ÜL erklärt das Spiel; ÜL erläutert nach dem Spiel die Bedeutung des akustischen Analysators;
10 min	Schulung der Reaktionsfähigkeit	- mit beiden Armen Ball hochwerfen und wieder auffangen - nur mit re. / li. hochwerfen und wieder auffangen - hochwerfen und einmal / zweimal in die Hände klatschen	TN stehen in Kreisform ÜL steht im Kreis	ÜL erklärt die Aufgabe und gibt Anregungen wie diese variiert werden können; ÜL erläutert Bedeutung des visuellen Analysators, der Auge-Hand-Koordination;
20 min	Kräftigung der Muskulatur der oberen Extremitäten	1. Übung: - hüftbreiter leicht gebeugter Stand - Ball wird über dem Kopf in andere Hand übergeben	TN stehen in Kreisform ÜL steht im Kreis	ÜL demonstriert die jeweilige Übung und gibt bei Korrekturen bei der Durchführung.
	Kräftigung der Brustmuskulatur und Armmuskulatur	2. Übung: - Wanddrücken (ohne Ball) - Aufrechter, lockerer Stand, einen Schritt	paarweise	Schulterblätter aktiv zusammenziehen; Stand: Knie sind leicht gebeugt,

Anhang

Kräftigung der Muskulatur der oberen Extremitäten	3. Übung: - Abstand zur Wand - Arme sind auf Schulterhöhe schulterbreit auf die Wand gesetzt, - Arme sind leicht gebeugt - Mit Gegendruck der Wand annähern, langsam Arme strecken - Cave: Schultern entspannt, kein Hohlkreuz - Siehe Übung Nr. 2 - Hände halten zusätzlich Ball fest		Spannung während der gesamten Bewegung aufrechterhalten, Arme nicht komplett strecken; Bewegung nicht durch Oberkörperarbeit unterstützen;
	4. Übung (Partnerübung) - Zwei TN stehen mit dem Rücken zueinander - Arme sind gestreckt - Ball wird abwechselt mit gestreckten Armen li./re. übergeben	paarweise auf den Hockern sitzend	Oberkörper aufrecht, Füße fest auf dem Boden verankert;
Kräftigung Rumpfmuskulatur	5. Übung - Rückenlage auf Matte, - Beine sind angestellt - Schulterbrücke	paarweise auf den Hockern sitzend	Oberkörper aufrecht, Füße fest auf dem Boden verankert;
	6. Übung - Rückenlage auf Matte, Beine sind angewinkelt - Ball liegt vor den Oberschenkeln - Langsam aufbeugen, so dass Schultern nicht mehr auf der Matte liegen - Dabei Ball an Oberschenkel hoch rollen		

		8. Übung - Rückenlage auf Matte, Beine sind angewinkelt - Ball um die Oberschenkel kreisen lassen		
10 min	Entspannung	z.B. Progressive Muskelentspannung		
5 min	Reflexion, Übertragung der Stundeninhalte auf den Alltag	nach Gefallen der Stunde fragen, eventuell aufgetretene Fragen beantworten, Zusammentragen der Erkenntnisse bezüglich der Reaktionsfähigkeit	Kreisform	UL erarbeitet Reflexion zusammen mit den TN

Anhang

Trainingsplan Interventionsgruppe

Trainingsplan   **KMTV** — Dein Sport in Kiel

Name:	TP erstellt am:
Diagnose:	

Datum OP:
Begleitdiagnose:

Cave:

Weitere sportliche Aktivität:

Aufwärmen
Gruppengymnastik

Abwärmen
Entspannung

Nehmen Sie während des Trainings ausreichend Flüssigkeit zu sich.
Bei Unwohlsein brechen Sie bitte das Training ab und konsultieren Ihren Trainer.

Gerätetraining

Nr	Gerät / Übung	Datum						
1	Kniebeuge	Stecker						
		SSE						
		Gymnastik zur Lymphödemprophylaxe						
2	Brustpresse	Stecker						
		SSE						
		Gymnastik zur Lymphödemprophylaxe						
3	Beinbeuger	Stecker						
		SSE						
		Gymnastik zur Lymphödemprophylaxe						
4	Rudern	Stecker						
		SSE						
		Gymnastik zur Lymphödemprophylaxe						
5	Beinstrecker	Stecker						
		SSE						
		Gymnastik zur Lymphödemprophylaxe						
6	Oberarmbeuger	Stecker						
		SSE						
		Gymnastik zur Lymphödemprophylaxe						
7	Bauchbank	SSE						
		Gymnastik zur Lymphödemprophylaxe						
8	Oberarmstrecker	Stecker						
		SSE						
		Gymnastik zur Lymphödemprophylaxe						
9	Schulterpresse	Stecker						
		SSE						
		Gymnastik zur Lymphödemprophylaxe						
10	Bauch sitzend	Stecker						
		SSE						
		Gymnastik zur Lymphödemprophylaxe						
11	Lat-Zug	Stecker						
		SSE						
		Gymnastik zur Lymphödemprophylaxe						

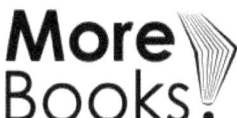 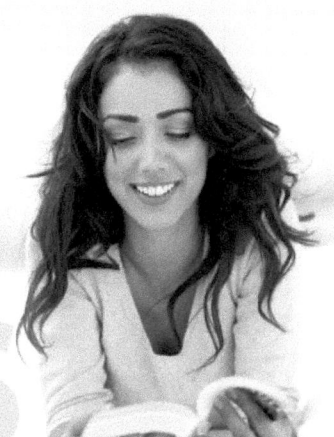

I want morebooks!

Buy your books fast and straightforward online - at one of world's fastest growing online book stores! Environmentally sound due to Print-on-Demand technologies.

Buy your books online at
www.morebooks.shop

Kaufen Sie Ihre Bücher schnell und unkompliziert online – auf einer der am schnellsten wachsenden Buchhandelsplattformen weltweit! Dank Print-On-Demand umwelt- und ressourcenschonend produziert.

Bücher schneller online kaufen
www.morebooks.shop

KS OmniScriptum Publishing
Brivibas gatve 197
LV-1039 Riga, Latvia
Telefax: +371 686 204 55

info@omniscriptum.com
www.omniscriptum.com

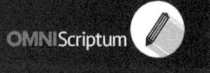

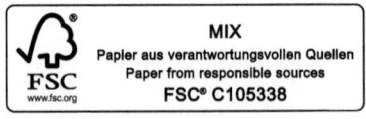

Printed by Books on Demand GmbH, Norderstedt / Germany